大是文化

最高のパフォーマンスを引き出す習慣術

時間醫學調理法

免吃補就有精氣神，遠離三高、憂鬱、糖尿病

明尼蘇達大學哈伯格時間醫學研究中心特聘研究員、日本時間醫學的第一把交椅
大塚邦明——著
羅淑慧——譯

目錄

推薦序一　吃對、睡對、運動對，調整偏差的生理時鐘／李旻珊　7
推薦序二　穩定的生理時鐘，是身心健康的根本／江秉穎　11

序章
你累了嗎？養生關鍵其實是大腦　15
垃圾DNA可藉由飲食、運動與睡眠，讓基因變成全新的DNA，以提高健康的日常和工作能力。

第一章
帶出頂級表現的生理時鐘管理法 25
上班每隔九十分鐘，休息五分鐘；中午小睡二十分鐘；下午五點運動；晚上九點避免看電視、電腦、滑手機。

第二章
起床後一小時，決定你一天的表現 57
晒太陽，深呼吸，梳頭髮，吃早餐，起床後的簡單四件事，能幫你帶出一整天的最高表現。

第三章
激活體內時鐘的睡眠調理法 93
多吃青魚以攝取不飽和脂肪酸，睡前四小時不喝茶，前兩小時洗澡，聞聞薰衣草的味道，這是獲得健康好眠的祕訣。

第四章
起床後十小時，最適合運動，不是起床後 133
早上散步三十分鐘；坐著時，每二十分鐘抬一次肩膀；
在傍晚做運動能增強記憶力和提高效率。

第五章
時間醫學認定的高效率飲食法 163
早餐吃麵包加蛋配綠茶；午餐在十二點前後吃；
晚餐的最佳時間是下午五點。
想小酌，選酒精抵抗力最高的晚上八點至九點。

第六章
輪班工作者如何修復錯亂的時差症候群？ 197
每週至少一次睡滿六小時；出國前，禁食十六小時；

多吃蜂王乳和菠菜，解決你身體的時差問題。

後記　時間醫學療法，日本人長壽又健康的祕訣　231

推薦序一

吃對、睡對、運動對，調整偏差的生理時鐘

身心科醫師／李旻珊

眾多新穎的科技產品帶給我們許多便利，與過往相比，我們好像擁有了更多可利用的時間，然而，真的是如此嗎？

上天很公平的給予每個人一樣多的時間，一天就是二十四小時，不多也不少，所擁有的時間無法分享也無法被搶走。

遙想電力與網路設備尚未普及化之前的純樸農村社會，甚至更久遠前人類祖先初發之時，人類花費數萬年習慣了太陽變化所建立並深刻在基因序列中的生理時鐘，日出而作，日落而息。但這個時鐘在如今二十四小時燈火通明的現實社會，似乎不再適用。

日落甚至到了深夜，可能都還有人在工作，或許是加班，抑或是輪班。行為上，我

們看似相當自由，可以選擇什麼時段做什麼事情，實際上，我們的這些行為選擇，可能與深深刻劃在體內的時鐘計畫不符。生理上，因為無法預先配合「暖身」，以致無法讓事情做得有效率、達到最好的表現，其結果對現代人的影響輕則稍感不適（如：時差），重則得病或死亡。

錯亂的生理時鐘對於人的影響，最可以直接被觀察到的部分，就是失序的睡眠問題，包括：難以入睡、睡眠中斷、過早清醒難再入睡等問題。這也是身為身心科醫師、精神醫療服務人員一分子的我，常常在診間聽到病人的抱怨之一。

那麼，除了醫療用藥與基礎的睡眠衛生教育外，還可以提供哪些建議給有此類睡眠困擾的求診者？

我想這本就是值得推薦一讀的好書。讀完整本書，你會更深入的了解自己體內隱藏的時鐘，從其基因、神經層次的知識解析，到與工作、社會環境互動的影響，你會發現，其實自己可以在生活上建立更多好習慣！

透過這本書詳盡的介紹，你會知道如何重新檢視並調整當前的飲食、睡眠和運動等日常習慣，來修正錯亂許久的生理時鐘，進而活得更有精神也更健康，並同時擁有高效的工作表現；更甚者是這樣的良性改變，可重新塑造你原本帶有較不具適應性的基因。這除了能讓你得到健康的身體，更會影響你後代的子孫，畢竟這就是基因的傳承。

另外，作者在書中將應如何調整生理時鐘作為修正的要點，並輔以深入淺出的實證研究與腦神經科學說明，讓我們可以在實踐這些改變時，更清楚這些行為背後的學理機制，也因此得以做得更有信心且有依據。

期許大家都能藉由吃對、睡對、運動對，將有偏差的生理時鐘調整回來，打造健康人生！

推薦序二

穩定的生理時鐘，是身心健康的根本

思維睡眠醫學中心總院長／江秉穎

本書作者大塚邦明為東京女子醫科大學醫學部教授，同時也是日本時間內科學領域的佼佼者之一。大塚醫師不僅臨床經驗豐富，更長期致力於時間醫學相關研究，積極於國內外發表數篇具影響力的論文，遠赴美國明尼蘇達大學（University of Minnesota），於有「現代時間醫學之父」之稱的弗朗茨・侯爾柏格（Franz Halberg）教授所創立的侯爾柏格時間生物學時間（Halberg Chronobiology Center）完成訓練，並獲頒名譽研究員殊榮。

地球上的所有生物體，從人類、動物、植物，甚至是細菌，都有屬於自己的一套生理時鐘。生理時鐘以二十四小時為週期的調節生理活動，適應地球自轉和晝夜變化。生理時鐘與身體系統之間的運作，有著密不可分的關係。除了大腦以外，人體內每個細胞、組織和器官，都有屬於自己的內置時鐘。它猶如人體內的指揮官，憑著強大的節律，讓身體適應每一天的各種變化，負責調節身體大大小小的功能，包括睡眠、覺醒、行為活動、體溫以及新陳代謝。

生理時鐘與人類的健康息息相關。我在臺灣衛福部、經濟部與臺灣經濟研究院的支持之下，代表國際睡眠科學與科技協會（International Sleep Science And Technology Association，簡稱 ISSTA）臺灣分會，提出二〇一七年亞太經合會（Asia-Pacific Economic Cooperation）睡眠科技提案[1,2]，其中提到，當生理時鐘與外在的環境變化不能配合時，就會導致生理時鐘混亂，增加罹患慢性疾病的風險[3,4,5]，另外有些「空中飛人」總是受到時差的困擾，影響精神狀況與工作效率；輪班工作者更容易發生十二指腸潰瘍、心腦血管疾病，甚至各種不同的惡性腫瘤等。此外，生理時鐘與人們的心理健康也大有關係。

研究證實，生理時鐘紊亂會誘發憂鬱症和躁鬱症，例如：情緒低落、焦慮不安、反應力下降等[6]。由此可見，規律的生活作息，穩定的生理時鐘，乃身心健康的根本！

現代人工作忙碌、作息不正常、生活節奏快且壓力無所不在。日夜顛倒、缺乏運動、睡眠不足、三餐不定時似乎已成為常態，文明病也伴隨著科技發展進程而來。預防文明病，從養生做起；而養生保健，始於日常生活。很高興看到大是文化為大塚醫師出版這本以時間醫學淺談養生之書。期望讀者能從書中習得寶貴知識，日常運用，遠離病痛，健康活力每一天。

誠心推薦，大塚邦明醫師最新著作《時間醫學調理法》！

1 International Sleep Science and Technology Association (ISSTA). https://www.isstasleep.org/.

2 ISSTA Asia-Pacific Economic Corporate (APEC) Sleep Technology Agenda. https://www.isstasleep.org/sleep-technology-apec-agenda-englis.

3 Crnko, S., Du Pré, B. C., Sluijter, J. P. G., & Van Laake, L. W. (2019). Circadian rhythms and the molecular clock in cardiovascular biology and disease. Nature Reviews Cardiology, 16(7), 437–447.

4 Savvidis, C., & Koutsilieris, M. (2012). Circadian Rhythm Disruption in Cancer Biology. Molecular Medicine, 18(9), 1249–1260.

5 Maury, E., Ramsey, K. M., & Bass, J. (2010). Circadian Rhythms and Metabolic Syndrome. Circulation Research, 106(3), 447–462.

6 Wulff, K., Gatti, S., Wettstein, J. G., & Foster, R. G. (2010). Sleep and circadian rhythm disruption in psychiatric and neurodegenerative disease. Nature Reviews Neuroscience, 11(8), 589–599.

本文作者的資歷如下：

創新醫療與健康科技研發中心（IMHTC）共同創辦人。
IMHTC亞太營運中心執行長暨門診部「思維睡眠醫學中心」總院長。
臺灣科技部睡眠科技產學聯盟（STC）主持人。
國際睡眠科學與科技協會德國總會暨臺灣分會理事長。
世界睡眠醫學會（World Sleep Society）世界睡眠日委員會委員。
歐盟先驅睡眠醫學專科醫師（Grandparent Somnologist）。
臺北榮總睡眠醫學中心前副執行長暨耳鼻喉部主治醫師。
美國西雅圖 華盛頓大學耳鼻喉科暨梅約診所睡眠中心客座教授。
美國史丹佛大學睡眠醫學中心研究員暨臺灣校友會前理事。
美國約翰霍普金斯大學公共衛生學院醫療政策與管理研究所博士生。

序章

你累了嗎？養生關鍵其實是大腦

一九八三年，舊金山的神經生理學家本傑明．利貝特（Benjamin Libet），在調查思想與大腦運作的實驗中，有了驚人的發現：**其實早在人意識到某些事物之前，大腦就已經先開始活動**。我們以為的自發性行為，其實是在無意識的情況下產生的。

例如，把蛋糕放在受驗者的眼前，並觀察大腦活動。受驗者在稍微猶豫後，最終還是吃掉蛋糕。觀察後發現，大腦的活動比決定吃掉蛋糕的行為早了八秒。也就是說，在本人做出決定之前，大腦便已經決定吃掉蛋糕。然後，在實際採取行動的〇．三秒前，大腦就對大腦運動區（motor area）下達「伸手拿蛋糕」的指令。

事實上，人有十分遼闊的無意識世界，各種生活大小事，全都是由無意識的大腦所決定的。

猜猜看，大腦能夠在一秒內判讀多少資訊呢？

在五感當中，接收到最多資訊量的是視覺——一秒內接收超過一千萬個信號，同時傳送給大腦。來自於聽覺的信號有一百萬筆，觸覺約四萬至五萬筆，而嗅覺和味覺的信號則是數千個。

若加總所有信號數量，**平均每秒傳送給大腦的信號多達一千一百萬筆以上，但是，人類能有意識處理的信號，頂多只有五十筆**（見下頁圖）。剩下的一千一百萬筆信號，全都被收納在大腦裡無意識的部分。也就是說，自人類誕生以來，我們一直無意識的使

人的大腦一秒能處理 50 個信號

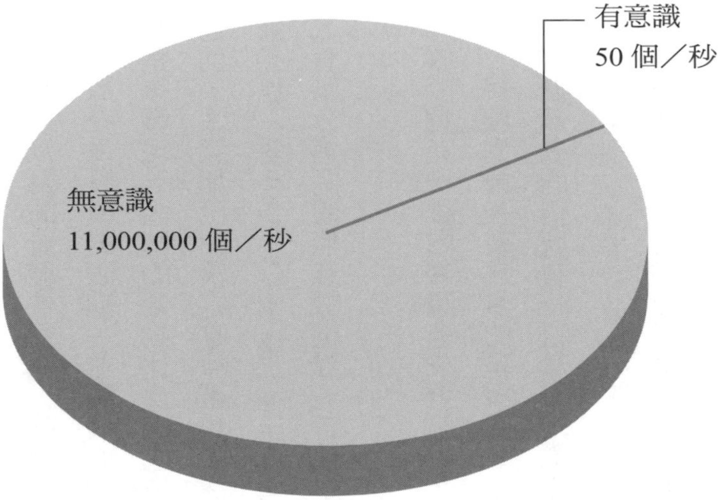

透過各種感覺器官進入大腦的資訊，幾乎都是由無意識的大腦處理。平均每秒傳送至大腦的信號超出 1,100 萬，但人類能有意識處理的信號，頂多只有 50 個。剩餘的信號，全都被分列大腦中的無意識部分。

人類在無意識使用這些大量資訊的情況下，讓自己慢慢適應環境，並逐漸進化。因此，若要提高效率，最重要的就是觀察沒注意到的世界。

用那些分類成無意識的大量信號，然後，藉此適應環境，並讓自己逐漸進化。

因為生理時鐘，生物得以生存至今

生命在地球誕生，經過約三十八億年後，智人（homo sapiens）出現了。人的祖先在東非進化，約在七萬年前，跨越紅海，分散至亞洲、歐洲、澳洲和美洲。人類因為擁有絕佳的適應能力，不只能居住在低壓缺氧的高山，也能住在北極圈，現在更以火星為目標。

這種絕佳的適應能力，來自於強化大腦後所得到的智慧。那些智慧的來源，就在大腦裡的功能網路——位於大腦下視丘的視交叉上核（suprachiasmatic nucleus，接收多種環境改變的訊息，包含光線、溫度、溼度和飲食等，視交叉上核整合這些訊息後，會產生約二十四小時節律的指令並傳至全身，同步各部位的周邊時鐘）的生理時鐘和胃時鐘，和多達一千億個腦神經細胞（neuron，神經元）之間建立的聯絡網（見下頁圖上半部）。大腦的功能網路具有產生智力、依狀況重組溝通、交流訊息的功能。

生理時鐘：統籌腦內神經網路與垃圾 DNA

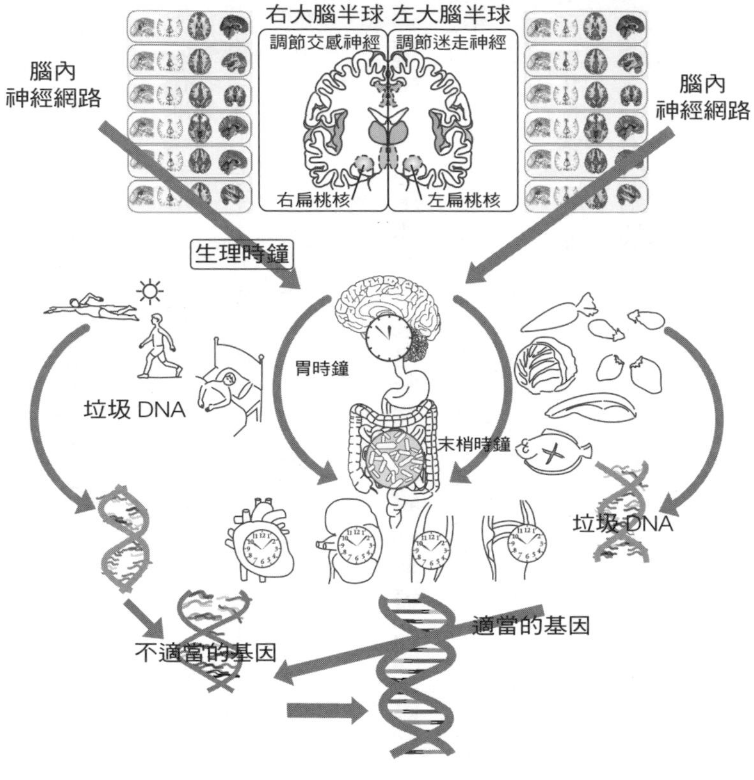

人類適應環境、不斷進化，進而建立起人類時代。其智力的根源來自於生理時鐘和胃時鐘。體內的兩種時鐘在多達 1,000 億個腦神經細胞（神經元）和高於其 10 倍以上的神經膠細胞之間，建構出功能性的聯絡網（腦內神經網路；本圖上半部）。

生理時鐘和胃時鐘會操控垃圾 DNA，讓不適當的基因轉變成適當的基因，進而衍生出各式各樣的生命活動。飲食、睡眠等日常生活作用於垃圾 DNA，基因會根據那些資訊持續不斷的改變。只要改變生活習慣，就可以讓不適當的基因確實轉變成適當的基因（圖下半部）。

神經學中，有一詞叫預設模式網路（default mode network，簡稱DMN）[7]。這是由頂葉（parietal lobe）、額葉（frontal lobe）、顳葉（temporal lobe）所構成的廣域溝通網路，頂葉負責從身體內外接受資訊，額葉負責整理資訊，然後做出決策，顳葉則是進一步記憶相關資訊。

這三種新皮質（neocortex）會和增加情緒、自律神經或荷爾蒙作用的舊皮層（大腦邊緣系統，limbic system）相連結，並在感受喜悅、充實感或成就感的同時，運用觀察力（頂葉）、價值觀（額葉）和記憶力（顳葉），對新環境做出應答並協助適應。

就這樣，文明便開始蓬勃發展。在一九〇〇年之後，文明和文化的發展顯著加速，逐漸可以看見過去所看不到的事物。如發明出準確性更好的望遠鏡之後，我們可以看見直達宇宙盡頭的宏觀世界；使用分子顯微鏡，我們可以看到分子、原子、電子、夸克（按：構成物質的基本單位）等的微觀世界。

宏觀世界的新發現不光只有望遠鏡，在人腦之中，也發現到宏觀世界。當我們與他人開心對談時，大腦活動會瞬間產生波動。於是，人們將那些波動，描繪成宛如影片般

---

7 MI. ポスナー、M.E. レイクル（養老孟司、加藤雅子、笠井清登訳）脳を観る：認知神経科学が明かす心の謎．（第一版四刷）、日経サイエンス社、東京、二〇〇四，pp 341。

的肉眼可見程度。

在人們能看到大腦裡的活動後，神經膠細胞（glia cell）便受到矚目。過去，人們認為人類的智力來源是神經元，但其實神經元只是白天的主角，晚上的大腦主角是神經膠。其相關詳細資訊，會在第一章詳細解說。

在微觀世界的新發現中，最具代表性的應該是發現垃圾DNA（junk DNA，亦稱非編碼DNA），且決定人類生命活動的並非基因[8]。

所謂的基因，是製造操控生命活動的蛋白質，並將其當成編碼使用的DNA。**可是，分析人類基因體後，發現基因僅占基因體的一%至二%**。其餘高達九八%的DNA全都是垃圾，因而出現垃圾DNA這樣的名詞。

也就是說，人類的基因數量幾乎和線蟲數量差不多，會隨著生物變成高等生物而逐漸增加的是垃圾DNA。基因數量很難用來說明人類的卓越能力和多元性。垃圾DNA能以多元且複雜的形式作用於基因，所以才能夠創造出各式各樣的生命活動。就這層意義上來說，垃圾DNA並不能稱為垃圾。

垃圾DNA能消除人際溝通不順暢所引起的壓力、保護身體免於感染病毒或細菌、預防癌症，讓基因得以適應個人環境所帶來的挑戰。

垃圾DNA可藉由飲食、運動與睡眠的力量，讓繼承雙親的原始基因轉變成全新

的DNA，以提高健康的日常和工作能力（見二十頁圖下半部）。

本書將著重於生理時鐘和預設模式網路、神經膠和垃圾DNA，同時解說商業人士提高工作效率的訣竅。

另一方面，人類歷經三十數億年所獲得的生理時鐘能力，會因為光環境的變化、人際溝通變複雜，或是高齡社會的嚴重化而難以發揮。

為了充分運用生理時鐘的能力，我們要先了解相關知識（見第六章）這是非常重要的。近年來，健康科學已經證實，只要重新檢視睡眠、飲食和運動等生活習慣，就能夠修復錯亂的生理時鐘節律。

8　小林武彥・DNAの98％は謎：生命の鍵を握る「非コードDNA」とは何か・ブルーバックスB-2034、講談社、二〇一九，第五刷、東京、pp206。

第一章

帶出頂級表現的生理時鐘管理法

最近的二十年期間，生理時鐘的研究有了突飛猛進的發展，同時，提高生活效率的健康相關訓練，也已經快速展開。

生理時鐘有中樞時鐘和末梢時鐘。

位在腦部的中樞時鐘，會對身體各處細胞持有的末稍時鐘發出指令，全面運用細胞，讓人的心、技、體的能量平衡（energy balance，有關一個物體或系統的能量變化後，輸入和輸出能量達成平衡）升級。如果把中樞時鐘比喻成交響樂樂團的指揮家，那麼，末梢時鐘就是演奏樂器的演奏家。只要雙方完美合作，就能操控身體的細胞，且大幅的提升效率。

刻劃時間的節律細胞——神經元和神經膠細胞

生理時鐘會順應白天或黑夜、夏季或冬季等時間的週期性變動，同時也會微調身心至最佳狀態，讓身體適應難以預期的自然環境變化。

人類之所以能在地球建構出人類時代，就是因為人類的生理時鐘擁有超強的適應能力[9、10、11]。

人們長年以為，在生理時鐘裡刻劃時間的細胞（也就是時鐘細胞）是神經元（神經細胞）。

然而，二〇一七年發現的另一個時鐘細胞，讓全球的科學家嚇出一身冷汗。在刻劃時間的基因中，白天是神經元進行運作，而夜晚則由被稱為星形膠質細胞（astrocyte，向神經組織提供營養、修復受損的腦部和脊髓……執行許多功能）的神經膠細胞負責[12]。星形膠質細胞和神經元會相互聯繫，把運作的時段分成夜晚與白天。

若要提高效率，不光是白天，夜晚的考量也十分重要，這個部分會在第二章說明。如果在夜晚刻劃時間的時鐘基因，是以星形膠質細胞為主[13]，那麼，讓商業人士成功的訣竅，應該在於神經膠細胞，而不是神經元。

因為相較於神經元，星形膠質細胞對神經網路的通信速度更為高速。

而且，那條通信道路不光只有一條，而是高速通訊網。星形膠質細胞將指令瞬間傳達給大量的腦神經，並加以統籌，採取一致行動的能力優於神經元，所以採用星形膠質細胞會更有效率[14]。

神經膠也與提升睡眠品質息息相關[15]。

神經膠不僅能創造出提高記憶力的慢波睡眠（深度睡眠，slow wave sleep）、提高睡眠品質、排出囤積在腦部的老廢物質，還能預防阿茲海默症。神經膠與睡眠之間的關係，會在第三章詳細解說。

---

9 Woelfle MA, Ouyang Y, Phanvijhitsiri K, Johnson CH. The adaptive value of circadian clock; An experimental assessment in cyanobacteria. Curr Biol 2004, 14: 1481-1486.

10 Bell-Pedersen D, Cassone VM, Earnest DJ et al. Circadian rhythms from multiple oscillators: Lessons from diverse organisms. Nat Rev Genet 2005; 6: 544-556.

11 Oster H, Challet E, Ott V et al. The functional and clinical signicance of the 24-hour rhythm of circulationg glucocorticoids. Endocr Rev 2017; 38: 3-45.

12 Brancaccio M, Patton AP, Chesham JE, Maywood ES, Hastings MH. Astrocytes control circadian timekeeping in the suprachiasmatic nucleus via glutamatergic signaling. Neuron 2017; 93: 1420-1435.e5. doi: 10.1016/j.neuron.2017.02.030.

13 Hastings MH, Maywood ES, Brancaccio M. The mammalian circadian timing system and the suprachiasmatic nucleus as its pacemaker. Biology 2019; 8: 13. doi:10.3390/biology8010013.

14 Mederos S, Gonzalez-Arias C, Perea G. Astrocyte-neuron networks: A multilane highway of signaling for homeostatic brain function. Front Synaptic Neurosci 2018; 10: 45. Doi: 10.3389/fnsyn.2018.00045.

15 Clasadonte J, Scemes E, Wang Z, Boison D, Haydon PG. Connexin 43-mediated astroglial metabolic networks contribute to the regulation of the sleep-wake cycle. Neuron 2017; 95: 1365-1380.

生理時鐘小常識

何謂神經膠細胞

人類的大腦裡面有一千億個腦神經細胞（神經元），以及高於十倍以上的神經膠細胞。神經膠細胞有寡突膠質細胞（oligodendrocyte，保護和支持神經元的軸突）、微膠細胞（microglia，負責抵禦外來病原體、清除已死亡細胞以及神經系統的代謝廢物），以及星形膠質細胞等三種，其中數量最多的是星形膠質細胞。

一八八七年，人們首次透過顯微鏡觀察到細胞的時候，因為細胞有宛如星星般的外觀，所以便將其命名為星形膠質細胞。不過，近年快速發展的細胞染色法發現，其實星形膠質細胞宛如海綿，從細胞體向外伸展突出的複雜形狀，布滿了整個大腦的空間。

神經膠在拉丁語中的意思是黏著劑，被視為支撐所有神經元，並將營養輸送給神經元的黏著組織。可是，神經膠的作用可不光只有這樣。

星形膠質細胞可快速去除過剩的離子或神經傳達物質，以輔助神經元。此外，睡眠時，從腦中去除有害物質，也是星形膠質細胞的作用。

星形膠質細胞不僅是個細胞，同時也是神經元生存環境的清道夫，甚至還具備資訊傳達、控制大腦血液流量等能力，是能力十分驚人的全能細胞。

以星形膠質細胞為首的神經膠細胞，具有十分重要的作用，只要能在適當場所妥善發揮強大的能力，就能治療腦部損傷、抑制腦瘤或帕金森氏病的惡化、預防憂鬱症或癲癇的發病、減緩慢性病。在無意識的世界裡（參考第二章），同時也具備處理壓力的任務。

人體內共三種時鐘：生理、心理、胃時鐘

一九七二年**發現的腦下視丘部位，被稱為生理時鐘**。

生理時鐘裡面的基因，會週期性且規律的刻劃二十四小時。這就是生物節律（biological rhythm，如呼吸、心跳……各種行為各具有規律性，週期長度不等）。

生理時鐘刻劃時間的機制是普遍存在的，且無關物種，幾乎每種地球上的生物，都以類似的機制來刻劃時間。換句話說，沒辦法獲得時鐘功能的生物，不僅無法留下子

孫，更會在進化的過程中滅絕。

在約五億年前，生物早就擁有這個功能了。也就是說，所謂的生物節律是從生命誕生開始，歷經三十億年以上的歲月，為了使生命存活而獲得的生理功能。

我們的身體裡面還有另一種時鐘，名叫胃時鐘。

胃時鐘是獨立運作的，與生理時鐘無關，且影響力遠勝於大腦生理時鐘所下達的指令。例如，不論環境的明暗條件為何，身體末梢時鐘的節律都會依照胃時鐘的狀態來刻劃。甚至，就連平常應該受大腦控制的體溫、運動或是脈搏節律，也會被胃時鐘影響，進而產生變化。

為什麼胃時鐘的力量會比生理時鐘更加強大？

原因很簡單。不論生物節律怎麼改變，填飽肚子是延續生命所必備的能力。在古代生存環境食物並不充裕，如果按照生物節律攝取食物，沒辦法延續生命。

看到這裡，有些人會想，那麼只要有生理時鐘和胃時鐘，應該就足夠了吧？

其實**人類還有另一種時鐘——心理時鐘**。

人體具備預測十秒後、六十秒後，或是六小時後、八小時後的機制。舉例來說，假設因隔天出差，要在凌晨四點起床。這個時候，你會設定好鬧鐘再上床睡覺。然而，有時卻會在鬧鐘響起的幾分鐘前自然清醒。

這是因為心理時鐘在我們的下意識中運轉著。

冰河時期，人類為了避免睡覺時遭到猛瑪象襲擊，必須預測猛瑪象襲擊的時間。人類的心理時鐘就是為了預測危險來臨，並加以迴避而出現的機制。甚至，不光是為了保護自己免於危險，心理時鐘同時也能預測變化的環境、維持健康、保護身體免於疾病。

人類能在時間與空間之間來去自如，也是拜心理時鐘所賜。

原本人還在加拿大，晃眼間，人已經在京都遊玩；可以來趟懷舊旅行，憶起種種過往；在重新回顧過去之後，為了未來，創造出全新的資訊。人類就是這樣，透過時間旅行，不斷的開拓全新的領域，並且一路進化。

發現生理時鐘的過程

十八世紀的法國天文學家德馬蘭（Jean Jacques d'Ortous de Mairan, 1678~1771）在觀察含羞草時發現，含羞草到了晚上就會收攏葉子，像在睡覺一般，然後在天亮時打開葉子，就像有某種時鐘裝置似的。這就是葉子的睡眠運動。

進化論的提倡者查爾斯・達爾文（Charles Robert Darwin, 1809~1882）也對葉子的睡眠運動表現出濃厚的興趣。一八八〇年，達爾文和他的兒子法蘭西斯，一起觀察八十六屬種植物，並將屬於豆科的四十九屬種植物，及也能觀察到睡眠運動的非豆科植物的觀察結果，彙整成《植物運動的力量》（*The Power of Movement in Plants*），這本書雖然是相當出色的傑作，但由於達爾文並不是名生物學家，因此，這項發現曾有一段時間遭到埋沒。

一九三六年，德國的歐文．本林（Erwin Bunning）觀察荷包豆葉子的睡眠運動，發表了「晝夜時鐘假說」，說明植物內存有時鐘，刻劃著與地球自轉同步的時間。可是，在當時他卻被科學家嘲笑：「那只不過是神祕的形上學（按：為哲學研究中的一個範疇，被視為「第一哲學」和「哲學的基本問題」）罷了。」沒有人將它放在眼裡。

事實上，地球上所有生物都有生理時鐘。人體內的生理時鐘直到一九七二年才被發現。**位於大腦下視丘，左右成對，宛如米粒大小般的細胞塊，就是生理時鐘**。下視丘是一個細胞的集合體，主要負責調節自律神經或激素等身體作用，以維持身體健康。

一九九七年，人們發現生理時鐘裡有時鐘細胞，且時鐘細胞裡有刻劃時間的基因。人體就是藉由時鐘細胞裡面的六個時鐘基因，來刻劃二十四小時。其簡單的程度讓世界上的每個人驚訝不已。

之後數年間的研究證實，**生理時鐘是維持人體健康的機制**。沒想到保護身體免於疾病的守望者，居然是如此簡單的機制，簡直是出乎意料。

每個細胞都存在生理時鐘——中樞時鐘和末梢時鐘

發現時鐘基因後，世界各地的學者紛紛開始探索，試圖找出身體內有生理時鐘（下視丘的視交叉上核）以外的時鐘。其研究結果十分令人驚訝。

原來我們的身體裡到處都有時鐘。

不光是大腦的生理時鐘，心臟、血管、肝臟、胰臟、腎臟，甚至是皮膚、毛髮、口腔內的黏膜，**體內多達數十兆個細胞，全都有時間基因。**

這到底是怎麼回事呢？

生理時鐘這個名稱會導致混亂。因此，專家便把位於腦部的生理時鐘稱為中樞時鐘。位於細胞內的生理時鐘稱為末梢時鐘。

中樞時鐘就像是交響樂團的指揮家，末梢時鐘則是演奏鋼琴或小提琴的演奏家。身體裡面的時鐘就像交響樂樂團般，演奏著名為「生命」的交響樂曲。

生理時鐘小常識二

時鐘基因刻劃時間的機制

就像掛鐘利用晃動的鐘擺來計時，生理時鐘則是利用從基因提取蛋白質的化學反應變化，刻劃著時間。大腦的時鐘細胞裡面有六個時鐘基因，是刻劃時間的機制核心。

不過，這裡還是粗略的說明一下。

六個核心的時鐘基因當中，被命名為Period（Per）、Cryptochrome（Cry）的時鐘基因各有兩個，Clock和BMAL1則是各一個，共計為六個。

Clock和BMAL1會以共同協作的方式，從Period和Cryptochrome的基因提取出蛋白質。當提取的時鐘蛋白質達到足夠分量，基因提取蛋白質的化學反應便會受到抑制，這就是所謂的負回饋（negative feedback）。

最後，當時鐘蛋白質減少，抑制效果隨之減弱後，基因就會再次產出時鐘蛋白質。這一連串的回饋機制，稱為核心循環（core Loop），其循環週期約二十四小時，生理時鐘便是透過該週期創造出來的。

發現時鐘基因的契機，使人們開始探求研究時鐘基因。

螢火蟲的發光也與時鐘基因有關，當名為螢光素（luciferin）的發光物質進入身體的細胞，觸動生理時鐘，螢火蟲就會發光。專家利用這個機制，研究了螢火蟲體內的細胞，調查時鐘細胞位在哪裡，又是在何種時刻開始觸動，結果陸續發現了許多驚人的事實。

當螢火蟲發光，顯現出時鐘基因真實存在，便表示生理時鐘並非只存在於大腦，其實在身體各處也有時鐘基因的痕跡。在血管、心臟或肝臟、腎臟等大部分的末梢組織，都能發現日週期的基因群。

人類的身體也一樣，在多達數十兆的細胞中，一直都有分子鐘（molecular clock）的存在。分子鐘遍布於全身上下，乃至臟器、細胞，呈現多重的階層結構，約二十四小時的節律就是這些分子鐘所共同演奏出的。

另外，截至二〇一九年，已有報告指出，包含上述的六個在內，人體內約有二十多個時鐘基因。

生理時鐘的另一個任務

所有生物都有生理時鐘。從人類到細菌，所有生命都有生理時鐘，而缺乏刻劃時間能力的生物，會從地球上滅絕。

因為生理時鐘還有一個重要的任務：**運用時鐘基因，維持健康、預防老化、預防疾病**。具體來說，就是調節、管理自律神經和荷爾蒙、預測疾病、修復因紫外線或汙染空氣而受損的DNA，藉此預防癌症，提高免疫力，根除癌症的芽等。

舉例來說，**生理時鐘異常的人，罹患高血壓、膽固醇或三酸甘油酯過高、糖尿病、失智症、癌症、骨骼脆化等風險，就會增高**。如果要在地球上永續延存，就必須擁有生理時鐘。

不過，雖說人全身上下的細胞都有生理時鐘，但是，唯獨有一種細胞的時鐘不會動，那就是男性睪丸的細胞。

睪丸細胞也有時鐘基因，但是，因為時鐘基因沒運作，所以無法製造出時鐘蛋白質。為了不讓人類滅亡，最有利的做法是隨時留下後代子孫。

至於女性卵細胞的時鐘，雖然至今尚未獲得證實，但許多研究者均推測，卵細胞的時鐘應該也跟睪丸細胞一樣，同樣都是靜止狀態。

生理時鐘的長度因人而異

專家透過隔離實驗室內的自由運行（free run）實驗證實，人類的生理時鐘確實會刻劃時間。所謂的自由運行實驗，是讓受驗者在不受太陽光影響的黑暗房屋內，自由、隨意的過日子。簡單來說，就是不受每天的工作任務所束縛、隨心所欲的想吃就吃、想睡就睡、想起床就起床。

實驗結果證實，**儘管在沒有陽光照射的環境裡，體溫或褪黑素（melatonin）等激素，仍會以約二十四小時的節律呈現，在歷經長時間之後，其節律依然會持續不間斷。**因為人體裡有生理時鐘，且生理時鐘會創造出約二十四小時的節律。

在自由運行實驗裡，生理時鐘醞釀出的體溫節律是二十五小時，比二十四小時多出一個小時。據說在自由運行實驗中，生理時鐘的一日週期存在個人與性別差異，而且，女性的時間比男性略長。

在沒有明暗變化、持續照明的環境下生活時，實驗結果與自由運行實驗相同，一天的心理時鐘同樣是二十五小時，但在完全黑暗或看不見的視障者身上，生理時鐘的一天則是略短的二十四．五小時。其原因至今尚未明朗。

有一種不同於隔離實驗的方法，可以計算出生理時鐘的一日長度：強制性的非二十四小時實驗法。簡單來說，就是讓睡眠與喚醒動作，在二十二小時或二十八小時內重覆，而不是二十四小時。在這種方法中，生理時鐘的一日長度大約是二十四小時十分鐘，測量結果比自由運行實驗的二十五小時更短。

因為在這種實驗方法中，白天時段的陽光會讓生物節律的相位（按：一物體在週期運動中，自一特定起點所行進之量）前移，所以測量出的一日長度才會比較短。

生理時鐘的一天比地球自轉多一小時

生理時鐘大約是二十五小時，地球的自轉週期大約是二十四小時。為什麼兩者相差一個小時？

人們認為這是身體為了維持節律的一種手段。

地球現在的自轉週期大約是二十四小時。

可是，這個週期是在歷經很長的時間之後，逐漸往後延遲而來的。基本上，地球誕生時，地球自轉週期大約只有五小時左右；十億年前，一天的長度大約二十小時；在大約五億年前時，大約是二十一小時，比現在短三個小時。據說靈長類大約是在三千五百萬年前誕生，當時的一天長度是二十三．五小時左右。

地球上的生命基因在歷經漫長歲月的進化過程中，體驗了地球改變自轉的速度。然後，**基於維持生物節律的機制，便設定出一小時左右的空檔**。

為了與地球自轉同步，使生活更有效率，**人類每天會自行調整這一小時時差。而負責實現這個調整的，便是陽光**。其中，就屬藍色光芒的作用最為強大。或許這也是仰望藍天時，心靈會感到平靜的原因之一。

即便你不熬夜，現實生活中的生理時鐘一日長度，仍會隨著生活行動而改變。儘管不會受到散步或鍛鍊等運動影響，終究會受到工作內容、有沒有午休、環境磁場，或白天照明環境所影響，進而改變一天的長度。也就是說，**職場的環境變化或是睡眠時間的差異，會微妙的改變每天生理時鐘的一日長度**。

每天反覆之後，就會出現與時差問題，進而出現失眠、疲勞感、便祕、食慾或注意力衰退等症狀。除此之外，也會引起出乎意料的健康損害。我會在第六章解說，該怎麼解決這個問題。

中樞時鐘：靠陽光來調整

二十四小時中，只要開始活動的時段照到陽光，生物節律的相位就會往前推進一小時；反之，如果在休息開始的時段照到陽光，時間就會往後推遲一個小時，這是生理時鐘所具備的機制。

多數人都會在活動開始時段（也就是早上）照射陽光。於是，生物節律的相位就會往前推進一小時，將二十五小時的生物節律修正成二十四小時。另一方面，若是如老鼠的夜行性動物，則會在夜間活動結束，在準備開始休息的時段照射陽光。因此，節律的相位就會往後推遲一小時。老鼠的生物節律是二十三小時，因為較少晒到陽光，所以就會被調整成二十四小時。不論人或其他動物的生物節律，經調整後，與地球的自轉週期相吻合。

末梢時鐘：靠飲食調整時間

如果把實驗動物的中樞時鐘破壞掉，實驗動物的睡眠、體溫等生命活動的節律就會消失。可是，只要每天在固定時間投餌，實驗動物在投餌前後時段的活動量就會增加。然後，產生活動量約在十二小時後降到最低（要休息）的全新節律。也就是說，**胃時鐘的節律會創造出中樞時鐘的節律**。

已經有許多研究證實，吃東西的時機點會對生理時鐘造成影響。

如果在我們認定的深夜時段，持續對實驗動物投以餌食，最終實驗動物就會無視原本的節律，進而產生日夜顛倒的現象——在原應睡覺的時段頻繁活動。也就是說，**胃時鐘的節律比中樞時鐘更為強烈**。

早稻田大學的柴田重信教授等人，使用老鼠做了下列的實驗：

他們把實驗老鼠分成兩個組別，A組比照人類的用餐時段，在早、中、晚各餵食一次；B組則是在早、中、深夜時段餵食。以進一步調查兩個組別的生物節律。

結果證實，B組出現生物節律錯亂的狀態。

另外，嘗試改變餌食時段和分量後發現，「確實攝取早餐」在調整生理時鐘與維持生物節律，能帶來最顯著的效果。

關於這點，人類也有類似的報告：幫無意識患者或身體虛弱的患者用管灌飲食法（tube feeding，從鼻腔等部位穿入軟管，將營養飲食投入胃部）來補充營養時，如果沒有考量時間問題，隨意補充營養的話，體溫等生物節律就會錯亂。只要依照一天三餐加以區分時段，定時定量的給予營養，生物節律就能恢復正常。

可是，中心靜脈營養法（total parenteral nutrition，簡稱TPN。直接把針扎進血管，將營養輸送至血液裡），即使定時補給營養，生物節律仍然不會恢復。

藉此可推斷，透過食物刺激胃部或腸道的飲食方式，對節律創造而言是非常重要的事。**一日三餐，定時定量的攝取，對於生物節律的維持來說，非常重要。**其中，尤其以早餐最為重要，絕對不能遺漏。每天在相同時間攝取飲食是最大關鍵。

健康被時鐘基因支配

刻劃時間的機制一旦損壞，人就會生病。

例如，摘除一種時鐘基因的老鼠，截至出生後十一週齡為止，並沒有特別明顯的疾病問題，但隨著成長，逐漸發生白內障、肌肉量減少、骨質疏鬆症、自律神經下降、荷爾蒙失調、免疫力下降等問題，老化的速度也比其他老鼠快好幾倍。一般來說，老鼠原本應該存活兩年，但摘除掉時鐘基因的老鼠僅兩個月就死亡了。

這是相當出乎意料的結果。

時鐘基因似乎也與癌症息息相關。用放射線照射已摘除掉時鐘基因的老鼠，結果，其罹癌率比正常的老鼠高出許多，癌症的惡化速度也較快，以至於更早死亡。

專家也做過這樣的實驗：已知時鐘基因變異的倉鼠，不光只是生物節律出現異常，壽命也會縮短。因此，試著把時鐘基因正常的健康倉鼠的大腦中樞時鐘，移植到時鐘基因變異的倉鼠身上，結果，不出預料的，倉鼠的生物節律恢復了，壽命也得以延長。

目前有一項正在實施的田野醫學調查，主要是追蹤時鐘基因變異者與健康者，觀察受驗者罹患糖尿病或癌症等疾病的致病率。最後發現，人類調查的結果也和老鼠、倉鼠的結果一致。就算時鐘基因沒有變異，**只要不規律的生活持續造成生活節律錯亂，罹患糖尿病或癌症的發病率就會升高。**

例如，包含值夜班在內，工作時段不穩定的女性，發生乳癌的風險約是一般正常人的兩倍；男性罹患前列腺癌則高達三倍。因不規律工作所導致的生活節律錯亂，會使生理時鐘的運作產生錯亂。

光和溫暖是太陽賜給生物的恩澤，但另一方面，陽光中的紫外線也會攻擊細胞基因，對基因中的DNA造成損傷，每一細胞平均每天約發生這種損傷五十萬次。

這麼說來，照射紫外線的人必定會罹癌嗎？

當然不會。因為我們擁有防範未然的力量。我們的身體具備自動修復的機制。一旦DNA受損，身體就會自動修復。這種機制名為細胞週期（cell cycle），能替我們守護時鐘基因。

所謂的細胞週期，是分裂一個細胞，使細胞增加為兩個的機制。細胞分裂會以二十四小時的節律反覆動作。在分裂過程中，時鐘基因會找出其細胞損傷，在夜晚睡眠的期間進行修復，使細胞恢復成正常狀態。在許多情況下，細胞都會恢復成原本的正常狀態。但偶爾碰到無法修復細胞，在這種情況下，那個細胞就會成為癌細胞的種子。

在如此的反覆過程中，癌細胞的種子就會逐漸萌芽。可是，即便癌細胞已經萌芽，也未必會馬上轉變成癌症。因為免疫系統會發揮作用，幫我們除掉癌細胞。

可是，如果不規律的生活節律造成時鐘基因失調，預防細胞週期致癌的機制就會錯亂。當預防癌症的力量變弱，就無法徹底根除癌症的種子。甚至，**生理時鐘失調會導致免疫力下降，破壞免疫反應的節律**。結果，不但無法摘除癌細胞，癌細胞會開始成長。這就是為什麼生理時鐘錯亂，就容易罹癌。

你的身體有時差問題

所謂的生物節律，是指身體各種運作節律的統合，例如，睡眠清醒週期、體溫調節、血壓週期、心搏週期、排便週期等。

搭飛機前往海外旅行時，睡眠與血壓節律可以馬上適應國外的生活節律，心搏節律也能快速的適應。但是，體溫或排便節律，則需要一星期至十天左右，才能完全適應國外的生活節律。因此，節律在新的環境下會被完全打亂。

這是時差問題。

讓亂了步調的節律，順應海外的生活節律，每個人需要的時間各不相同。有些人只要一個星期，有些人卻得花上好幾個月。在完全適應前，身體會出現睡眠障礙、嗜睡、疲倦感、反應遲鈍、眼睛疲勞、工作能力下降、胃腸道障礙、鬱悶、食慾下降、頭重腳輕、很難喚醒、生活節律錯亂、活力下降、噁心、煩躁、空腹感、便祕等各種症狀。

時差問題被定義為「生理時鐘無法適應外界的生活時間，因而導致各種身心方面的不適狀態」。其症狀各不相同，依發生頻率排列如下：睡眠障礙（六七％）、白天嗜睡（一七％）、腦力活動能力下降（一四％）、疲倦感（一一％）、食慾下降（一〇％）、反應遲鈍（九％）、頭重腳輕感（六％）、腸胃道障礙（四％）、眼睛疲勞（三％）、焦慮（三％）等。

人從眼睛開始衰老

就如「人會從眼睛開始先衰老」這句話所說的，年齡增加的影響，最早會先反映在眼睛視網膜的感光問題。同調光是由位於視網膜、名為視黑素（melanopsin）的感光蛋白質所負責。即便眼睛看不見，只要有視黑素，眼睛仍然可以感光。

這種視黑素在一九九八年時被發現。自從發現視黑素，到闡明同調光機制，不到十五年，已經證實了各種事實。

例如，**即便視網膜的外觀與年輕人沒兩樣，高齡者接收光的敏感度確實會明顯下降**。即便是乍看十分健康的高齡老鼠，透過視黑素接收光線的效率會衰退，時鐘基因因馬上受到誘導，而變得遲緩。

人類年過四十歲之後，首先，接收光線的敏感度會下降，因此，盡早採取對應是十分重要的事情。至少應該讓自己的日常盡可能的暴露在大量的陽光底下。如果有白內障問題，請盡早接受治療。呵護、照顧眼睛，是提高效率所必要的生活治療（按：作者認為，生活治療就是指靠調整飲食、運動、睡眠等，改變生活習慣的方法）第一步。

人變老，時間就變快

人類沒有計算時間的感測器，但是，以人類為首的高等動物卻能推測較短時間，宛如沙漏般的功能。因此，人類有辦法預測出十秒後或六十秒後，或者是六小時後或八小時後的時間。

假設，你平常固定每天早上六點起床，因為「明天是孩子的運動會。要提早到現場占位置」，而把鬧鐘設定在凌晨四點。結果非常不可思議，我們總是會在鬧鐘響起前的數分鐘清醒過來。

快樂的時光總是感覺稍縱即逝，但在公司處理討厭的工作時，卻老是覺得時間過得特別緩慢。或者，遭逢交通意外的瞬間明明僅在數秒之間，卻感覺時間十分漫長，好像過了數分鐘或是十幾分鐘似的。孩提時期的時光明明非常緩慢，長大成人之後，時間卻飛快的令人不可置信。

會覺得時間過得快或慢，是心理時鐘的作用[16、17、18]。

人們認為這種作用在主動採取行動的時機、行程安排，以及適應多變環境時，具有相當重要的作用。

另一方面，二〇一六年，匹茲堡大學的科琳．麥克朗（Colleen McClung）博士等人，調查了二百一十名因交通意外等因素突然死亡的健康者大腦[19]。人類的生理時鐘會隨著邁入高齡而逐漸加快，因此，隨著年齡增長，人會變得早睡早起，時間的節律就會

16　大塚邦明：時間内科学。中山書店，二〇一三，p325。
17　大塚邦明：こころの時間を統括する島皮質。七日間二十四時間血圧からみる時間高血圧学。大塚邦明編。医学出版社，二〇一四，p139-48。
18　Craig AD. Nature Rev Neurosci 2009; 10: 59-70.
19　Chen CY et al. Proc Natl Acad Sci U S A. 2016; 113: 206-211.

逐漸失衡。這項調查也證實，**在高齡者的大腦中，時鐘基因的活動力確實比年輕人更加衰弱。**

然而，在這項調查中，麥克朗博士等人還有一項驚人的發現：在生理時鐘作用應該衰退的高齡者的大腦額葉之中，出現了過去未曾發現的全新基因群。那些全新的基因群努力的運作，就像是試圖彌補其他時鐘所導致的生物節律錯亂似的。

隨著年齡增長，人會在更早的時間清醒，似乎是源自於這些基因群。就像高齡者有著專屬於高齡者的另一個世界似的。**多虧出現在額葉上的全新生理時鐘，老齡腦才能夠保護身體，免於阿茲海默症或帕金森氏病等疾病的傷害。**

提高效率，度過完美一天的方法

● 六點

起床。最重要的是，**即便是假日，也要在相同時間起床**。起床後，馬上拉開窗簾，讓陽光照射進房內，陰天就打開室內照明。喝一杯水，然後上廁所。慢慢的整理儀容，洗臉、梳頭髮、刷牙漱口等。如果再加點伸展運動或乾布摩擦（按：為一種日本知名的民俗療法，用一條乾布擦拭全身皮膚，據說能溫暖身體、促進血液循環、調整自律神經、強化免疫力等），就更好了。

● 六點三十分

早餐要在起床後的一小時之內，盡可能在**固定的時間攝取**。**以優質蛋白質和碳水化合物（醣類）為主**，營養均衡的飲食最為理想。咖啡、綠茶或葡萄柚，都能為交感神經帶來適度的緊張感，並作用於生理時鐘，有助於調整錯亂的時鐘。

另一方面，若一早就攝取口味較重且偏鹹的食物，過量的鹽分會作用於腎臟或肝臟的末梢時鐘，進而影響時鐘基因的節律，導致生理時鐘的指針往前推進三小時之多。

● 七點

如果有多餘的時間，**可以做些簡單的步行運動**。因為起床後的一小時，身體會發生早晨血壓竄升（morning surge）。任何人在刷牙、洗臉、上廁所時，血壓都會大幅上升，但如果血壓因為運動而進一步攀升的話，對某些人來說可能會有危險。因此，明智的做法是避免跳躍或是彈跳運動。

原則上，不論血壓高低，中午以前都不適合做劇烈的運動。因為連接脊柱骨骼和骨骼之間的軟組織、肌肉和肌腱，在早上比較僵硬。因此，一早做激烈運動，容易造成腰椎或肌肉損傷，或是導致摔倒，引起骨折。此外，氣管或支氣管在這時仍十分緊繃，所以即便只是稍微活動一下，仍然會覺得疲倦。

● 七點到八點

早上沒時間散步的人或是沒時間做日光浴的人，只要利用通勤時間，從自家步行到車站就可以了。**途中繞到有 LED 照明，燈光明亮的便利商店，也是個不錯的方法。**

這段時間體內氧氣最為充沛、腦波活動最旺盛，同時，警覺性也最高。

最近，有人提倡早起，比平常更早到公司上班。實踐這種方法的人似乎很多。從警覺性這一點來看，可說是相當合理的做法。

● 九點

上班。工作期間要留意九十分鐘的節律，**每隔九十分鐘，讓自己短暫休息一下。**十點到十二點，智力攀升，適合發揮創造力，擬定企劃、構思靈感等。

●十點到十二點

據說上午十點至正中午的時段，比較不容易感受到疲勞所引起的肌肉疼痛。就身體層面來看，可說是最舒適的時段。十二點開始用餐。

●下午一點到三點

重返工作崗位。精神活動最旺盛，工作效率最好的時段。體力達到最大，血壓、心跳、體溫較高，呼吸次數也比較多，所以就算快走也不會感到不適。這時非常適合出外洽公。

●下午兩點

另一方面，生理時鐘運作十二小時之後，輕微的睡意會在下午兩點時襲來。這個時候，**只要稍微午睡二十分鐘，就能使睡意煙消雲散，讓身心轉換個心情，**工作效率會進一步提升。

●下午三點到晚上七點

一天當中，呼吸道最寬敞、呼吸最輕鬆，肺部和心臟呈現最佳狀態的時段。繼下午一點到三點之後，這個時段也是非常適合外出洽公。

握力等肌力在這個時段最為強大，同時，肌肉的柔軟性也處於最佳狀態，可能在兩、三天後引起輕微肌肉疼痛的多數運動，都非常適合在這個時段進行。由於動作變得敏捷，瞬間爆發力也比較好，因此，體操或花式滑冰等要求精準計時和細膩動作的運動，都可以在這時創下較好的紀錄。

● 下午五點

下班。如果加班的話，下午五點之後，精神力會隨著時間而逐漸降低，因此，不適合處理需要用腦的工作。如果是處理行政事務方面的業務，就不會有太大問題，但如果是創意方面的工作，還是留到隔天早上處理會比較有效率。

● 下午五點至晚上九點

運動機能最高，適合鍛鍊大部分運動的最佳時段。在傍晚運動，可以提高鍛鍊身體的效果，同時也能幫助入睡。

●晚上六點三十分

在下午五點前吃完晚餐。晚上如果吃太多，容易變胖，要多加注意。早、中、晚餐的食量比例，以「三：三：四」最為理想（參考第五章）。

睡前可以適量小酌，尤其以睡前三小時尤佳。

攝取適量酒精，有助於調整生理時鐘，晝夜節律（也就是二十四小時節律）的週期會稍微拉長。對身體來說並沒有半點壞處。但是，如果攝取過量，隔天早上對陽光的感受性會變差，無法調整錯亂的生理時鐘。且人在隔天會變得倦怠，也無法提升工作效率，相信許多人都有類似經驗。因為生理時鐘被迫在混亂的狀態下度過一天。晚上八點後的飲食，會導致血糖值急速攀升。

另外，這個時段也是一天當中胃酸分泌最多的時刻，因此，會使逆流性食道炎的症狀更加顯著。

●晚上八點

泡澡。浸泡在攝氏四十一度左右的熱水裡，泡不超過五分鐘為標準。冬天要特別注意更衣室和浴室之間的溫度差異。**泡完澡後**，別忘了**補充水分**。

● **晚上九點**

褪黑素在這時開始分泌，因此，晚上九點後要盡可能減少精神活動，避免看電視、電腦、手機。如果是閱讀，使用比較沒有那麼明亮的照明，為就寢做好準備。假設難以入睡，精神還很亢奮，可以聞一聞薰衣草的香味，幫助身體較容易進入休息模式。

血壓升高的時段不光只有白天，晚上也會（早晨血壓竄升和夜間血壓竄升）。**最容易發生心肌梗塞或腦梗塞的時間是早上六點三十分，其次就是晚上九點**。因此，餐後消化的這段時間，請避免慢跑。

● **晚上十一點**

就寢。臥房盡可能保持黑暗、寂靜的環境。就算就寢時間比較晚，隔天早晨仍要努力在固定的時間起床。就算仍有工作或是功課必須在隔天之前完成，我還是建議早點就寢，因為就算勉強熬夜到深夜，也不會提升效率。不如早點上床睡覺，隔天早點起床工作，反而來得更有效果。

● **晚上十一點至早上六點**

提高工作效率的最重要睡眠時段。

第二章

起床後一小時，決定你一天的表現

愛因斯坦（Albert Einstein）提倡的相對性理論，改變了世界，他可說是二十世紀的最強大腦。

他那樣的天才大腦到底長什麼樣呢？這點著實令人好奇。

愛因斯坦的大腦只有一點跟人不一樣

一九五五年，病理學家托瑪士・哈維（Thomas Harvey）在解剖愛因斯坦的遺體後，仔細的用食鹽水沖洗掉血液，專注觀察愛因斯坦的大腦。他深信挖掘出優異才能的大腦祕密，正是他身為一名科學家的責任與使命。他甚至將大腦的切片分送給世界各地的科學家，期望透過各種觀點找出愛因斯坦的才能之謎。

任職於美國加利福尼亞大學柏克萊分校的知名神經解剖學家瑪麗安・戴蒙（Marian Diamond），也是參與研究的其中一人。一九八五年，她推測愛因斯坦的神經元（腦神經細胞）應該有某些特異之處，於是將其與對照群的數據加以比較[20]。結果並沒有發現

---

20 Diamond MC, Scheibel AB, Murphy GM Jr, Harvey T. On the brain of a scientist: Albert Einstein. Exp Neurol. 1985; 88(1): 198-204.

任何差異。天才大腦的神經元和一般人的神經元並沒有什麼不同。

可是，戴蒙卻注意到另一個不同的點。愛因斯坦的大腦裡，某種腦細胞的數量特別多。那就是幾十年以來，一直被當成將神經元黏著在大腦的膠質細胞（神經膠）。愛因斯坦的大腦裡面有許多膠質細胞，尤其星形膠質細胞更是遍布所有領域，其中以頂葉最為顯著。因此，**愛因斯坦的卓越想像力、抽象化，以及高度的認知功能，就源自於頂葉的星形膠質細胞**[21、22、23、24]。

現在已有研究證實，星形膠質細胞的作用是呼應神經元的各種需求，同時也是腦內的交流中樞。

所謂的頂葉，除了接收來自五感的資訊外，同時也會接收不觸及五感的資訊（無意識的資訊，也就是第六感等），並建構抽象概念或視覺心像，進而產生複雜思考、提升效率的大腦領域。

人類的大腦（位於頂葉部分），平均每秒可接收一千一百萬餘個信號，但其中透過五感，有意識處理的信號頂多五十個左右。剩餘的一千一百萬餘個信號，全都是由負責無意識的腦部處理。人類只要能處理無意識裡的大量信號，就能提高個人效率，處理更多複雜的課題，使自己適應未知環境，同時更進一步的進化。

集盲、聾、啞三重障礙於一身的海倫·凱勒（Helen Keller）便是如此。她超越了五感，琢磨負責無意識的腦部，建構出自己的世界。只要活化頂葉的星形膠質細胞，就可能擁有令人無法置信的驚人效率。

若要運用腦部的頂葉和額葉，解決當前所面臨的課題，就必須從日常開始不斷切磋、琢磨，並且蓄積必要的足夠知識。這便是提高效率所要求的基本理念。

本章節將介紹，強化生理時鐘作用，使生物節律的節奏更加鮮明，並進一步提高生活能力的腦部機制。期間或許會出現一些比較艱澀難懂的字眼，但絕對是掌握個人大腦的絕佳機會。

---

21 Colombo JA, Reisin HD, Miguel-Hidalgo JJ, Rajkowska G. Cerebral cortex astroglia and the brain of a genius: a propos of A. Einstein's. Brain Res Rev. 2006; 52(2): 257-263.

22 Falk D. New Information about Albert Einstein's Brain. Front Evol Neurosci. 2009; 1: 3. doi: 10.3389/neuro.18.003.2009. eCollection 2009.

23 Falk D, Lepore FE, Noe A. e cerebral cortex of Albert Einstein: a description and preliminary analysis of unpublished photographs. Brain. 2013; 136(Pt 4): 1304-1327.

24 Chen H, Chen S, Zeng L, Zhou L, Hou S. Revisiting Einstein's brain in Brain Awareness Week. Biosci Trends. 2014; 8(5): 286-289.

早上起床後，最應該做的事：晒太陽

若要**提升一整天的工作效率，最重要的是起床後的一小時**怎麼度過。

起床時，壓力荷爾蒙——皮質醇（皮質類固醇）會開始上升，展開一整天（二十四小時）的節律。在這個同時，負責指揮睡眠的九十分時鐘，也會切換成提高腸道與大腦活動用的九十分時鐘（按：睡眠以九十分鐘為一個週期。人每晚睡覺時會反覆交替四至五個週期。身體在自然醒來之前約九十分鐘，會進入最後的睡眠週期，同時開始做起床的準備，如體溫、血壓、心跳恢復到清醒狀態）。甚至，起床的同時，也是八小時節律開始的時間，血管收縮素會開始變得活躍，從七小時左右的睡眠狀態切換成喚醒模式。

那麼，起床後應該做些什麼，才能修正生物節律的錯亂，同時提高今天一整天的工作效率呢？其實關鍵就在於起床後一小時的例行公事。也就是說，**起床後的一小時是讓九十分鐘、八小時、二十四小時等生理時鐘，開始同步運作的重要時段**。

首先，第一件事就是晒到陽光。

喝兩杯水，花些時間將尿液慢慢排出。伸展變得僵硬的肌肉和肌腱，拉開窗簾，讓身體照到太陽。最重要的是光的強度（亮度）和照射的持續時間。請花點時間充分感受白天的明亮日照。

人的生理時鐘將生物節律的長度設定為約二十五小時。由於時間長度和地球自轉相差一小時，所以每天都必須修正相差的一小時差距。**早上只要充分照射明亮的日照，就能確實修正時間差距。**

順帶一提，最重要的是在早上十一點之前照射第一道光線。如果在傍晚至夜晚之間照射光線，生理時鐘反而會延遲一個小時。如果持續這種情況，節律就會逐漸往後推遲，便會形成罹患生活習慣病的成因。即便白天沒有陽光，日光燈的效果同樣也十分足夠。其中包含藍色光譜在內的光特別有效。

第二件事是正念（mindfulness）。坐在椅子上，平心靜氣的大口深呼吸數次，然後閉上眼睛，冥想一至二分鐘。讓交感神經和副交感神經平衡協調，只要擺脫昨天的疲勞，就能提高今天一整天的工作效率。

第三件事是輕運動。**起床後，梳梳頭髮，促進頭皮的血液循環後，走出戶外散步**。能呼吸新鮮空氣，又不會造成身體負擔的短暫散步是最適合的。廣播體操或電視體操，也是重置生理時鐘的有效方法。

第四件事是飲食。不光是中樞時鐘，末梢時鐘也是以二十五小時的時鐘運轉。空腹的時間越長，時間校準的飲食效力就會越強大。前一天的晚餐和早餐之間的時間間隔最長，所以早餐的效果最大。請務必確實攝取早餐，讓胃腸、肝臟的末梢時鐘精確對時。飲食的分量越多，時間校準的力量就越強。

此外，也可望獲得不同於食物的時間校準效果，如茶、咖啡，或是花草茶也十分有效。清爽口感的檸檬草或薄荷茶、適合低血壓人士的迷迭香等，活化身心靈的香草都很不錯。

自我評估表，確認生理時鐘的狀態

河川的潺潺流水聲、樹葉的稀疏聲、天空的浮雲。接觸到這些大自然的景物，會感到十分舒適且放鬆。這種宛如不變定律般，無法預測的不穩定節律，稱為1／f節律，或1／f波動（fluctuation）。

靜止站立時，身體微微晃動、血壓值反覆變動，或是在地下鐵車站等候電車時的時間變化。這一切全都是源自於1／f波動。

1／f波動是自然界和生命活動中普遍可見的現象。透過1／f波動可以發現，以秒為單位的行為舉止，跟以分鐘、小時、日、週等為單位的行為舉止，都很「類似」。

觀察生命的1／f波動，有助於維持健康與發現疾病。例如，大腦的指令是透過電訊號（腦電波）傳遞，如果用1／f波動表現傳輸間隔，就更容易解讀。只要能解讀出短時間的輸入信號，就能掌握整體樣貌。

生理時鐘的節律群也是採取1／f的構造。舉例來說，早上的五分鐘節律、晚上的九十分鐘節律、一個月、一年、一・三年，或者是十年半等，我們的身體裡面存在許多種節律。所以，最重要的事情就是看透早上的狀態，來了解身體內的多種節律是否正確運轉。

若要維持1／f節律，要把**身體節律除以三，以這樣的週期生活，能容易調整身體狀態。**

例如，要維持二十四小時節律，就要以八小時週期為重；維持九十分鐘節律，就要在生活中注意三十分鐘週期。

請每天早上評估自己的自律神經、荷爾蒙、免疫力的健康程度，然後，調整生理時鐘整體的狀態。為了把它當成每天的功課，我整理一張自我評估表（見下頁圖），供大家參考。

最能順利工作的時段：正中午的前後一、兩個小時

上午十點至十一點過後是工作的最理想時段。因為生理時鐘會獲得調整，活化自律

表 1　調整生理時鐘的自我評估表

身體	心理
1. 正確的起床時間　何時起床？何時就寢？	1. 深層睡眠和充足的睡眠時間。
2. 白天晒到陽光。	2. 釋放憂鬱與轉換心情。
3. 正確的早餐時間。何時用餐？	3. 早晨正念與白天神遊（mind-wandering）。
4. 吃了什麼？飲食要多元化。	4. 泡澡的效用。
5. 調整腸道狀態、改善便祕。	5. 巧妙的按摩。
6. 正確的運動時間。何時運動？	6. 增進睡前安心感的巧思。
7. 做什麼運動？穿合腳的鞋。	7. 找適合枕頭、床鋪、睡衣。

神經與荷爾蒙的作用。這個時段的智力會有所提升，擬定企劃、構思靈感等發揮創造力的工作都能有所成效。

午餐後的短暫午休，可以有效提高午後的工作效率。十二點**吃過午餐**之後，如果感覺有點困倦的話，只要短暫**午睡三十分鐘**就可以了。

下午，再次重返工作崗位。下午一點到三點，精神力和體力達到最大，同時也是工作效率最好的時段。若要實現更有效率的工作，建議留意九十分鐘的節律，每隔九十分鐘讓自己短暫休息。如果不斷的工作而沒有短暫休息，除了集中力容易中斷之外，自律神經的作用也會錯亂。

前面已經說明生理時鐘會創造二十

四小時節律，人體會把該節律分成十六個單位，也就是**以九十分鐘為週期，來安排白天與黑夜之間的休息與活動**。

通常，工作進行九十分鐘之後，人會自然而然的想吃點心或是喝茶。另外，新靈感浮現的時機、繃緊神經工作時的效率波動、認知或行動機能的激活週期，也大約是九十分鐘。

九十分鐘生理時鐘是適應環境，也就是持續維持生命所不可欠缺的節律。九十分鐘與 Cry 時鐘基因息息相關。可以說，人類運用九十分鐘和 Cry 時鐘基因，讓自己適應新的環境。

由身為太空飛行員兼醫學家的向井千秋帶領研究團隊（我也參與其中），分析在國際太空站（ＩＳＳ）滯留六個月的十名太空人的自律神經活動。

在這項調查中，首先，脈搏頻率和副交感神經上，分別出現了二十四小時節律、九十分鐘節律。最有趣的是，九十分鐘節律居然是在地上時的三倍強度。由此便可得知，我們必須運用九十分鐘節律，才能適應未知的環境。

中午小睡十五分鐘，效率發揮至極限

因為生理時鐘的緣故，睡意會定期來襲。若要獲得更優質的睡眠，關鍵就是充分了解生理時鐘的作用，並善加利用。人除了大約二十四小時節律之外，還有約十二小時節律。睡意節律就是箇中代表。

人在深夜兩點至三點，睡意最強烈，但在下午兩點左右，還會出現另一個睡意高峰。因此，就生物節律的立場來看，午睡是十分自然的。只要午睡十五分鐘，就可以減少日間的睡意，讓精神更集中於工作。自然能提升下午的工作效率。

有一份調查以高中生為對象，結果發現午睡習慣有助於提高大學考試成績。在戶外從事危險勞力工作時，午睡十五分鐘至三十分鐘能有效維持注意力。另外，也有報告指出，午睡能幫助高齡者有效預防阿茲海默症[25]。

可是，午睡超過三十分鐘，會消耗掉起床後蓄積的睡眠激素（睡眠物質），導致晚上失眠。有失眠問題的人，睡眠激素本來就沒有很多，所以嚴禁時間過長的午睡。

為避免影響到夜間的睡眠，午睡應該在下午三點之前結束，且時間應該限制在十五分鐘至三十分鐘內。

如果午睡超過三十分鐘，不光會消耗掉睡眠激素，清醒之後也需要花較長的時間，

才能恢復到原本的作業效率。你可以先喝杯茶再睡覺，因為咖啡因最晚會在三十分鐘之後產生效用，幫助自己清醒。

下午三點吃點心，不破壞生理時鐘節律

BMAL1 的分泌量會在晚上十一點至清晨四點達到最高峰，下午兩點至四點呈現最低值。**BMAL1 的任務之一，是讓食物蓄積在內臟脂肪或肝臟。**

因此，以晚餐為主體的現代飲食生活，可說是比較容易增加內臟肥胖或脂肪肝的飲食模式。因為攝取大量晚餐之後，BMAL1 會達到高峰，使身體蓄積內臟脂肪。

而下午三點吃點心是最理想的點心時間，因為這個時段的 BMAL1 作用較弱。對於從事腦力工作的人來說，三點補充營養給大腦，可說是相當恰到好處的時間。

25 Asada T et al. Associations between retrospective recalled napping behavior and later development of Alzheimer's disease: association with APOE genotypes. Sleep 2000; 23: 629-634.

想在高壓下展現高表現：早上先正念

工作越是艱難，壓力就越大。在承受壓力的情況下，能採取什麼行動，取決於人的價值。

所謂的壓力是指，位於大腦下方的邊緣系統，和位於腦幹的自律神經腦呈現高度緊繃。能充分箝制那種緊繃感的，是名為前額葉皮質（prefrontal cortex，簡稱ＰＦＣ）的領域[26]。人類能在地球上創造出人類時代，就是因為人類在進化的過程中，開發出性能絕佳的前額葉皮質（見下頁圖）。

面臨重大課題，被迫立刻做出回應時，該怎麼處理問題？這個時候，負責下意識做出判斷的，是邊緣系統和腦幹的自律神經腦。

人類在進化過程中，前額葉皮質也在進化，其作用是讓人們能深思熟慮。因此，如果要提高壓力下的成效品質，最重要的就是抑制邊緣系統和腦幹的即時判斷，全面運用前額葉皮質，充分發揮出深思熟慮的能力。

若打算鍛鍊前額葉皮質，就要每天幫自己安排一段調整心靈的時間。例如，聆聽喜歡的音樂、享受運動，然後冥想（正念）。

重點是，找出真正的自我，徹底放鬆，接受那些自然浮現在腦海的事物。如此一來，前額葉皮質就能擁有彈性適應環境變化的適應能力。

正念效果最為明顯的時段，是早晨（自律神經從夜型變成日型）以及傍晚（從日型切換成夜型的時段）。其中尤其以早晨的正念最有效。

鍛鍊眼眶額葉皮質，高效率工作

提高效率的訣竅在於，是否能夠妥善運用腦部額葉的眼眶額葉皮質

26 R・ダグラス・フィールズ（米津篤八、杉田真訳）・激情回路 - 人はなぜ「キレる」のか・春秋社、東京、二〇一七，pp. 456

前額葉皮質的位置

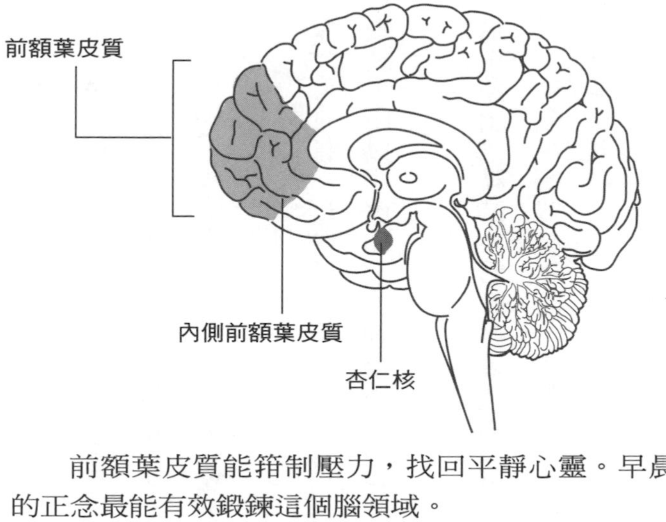

前額葉皮質能箝制壓力，找回平靜心靈。早晨的正念最能有效鍛鍊這個腦領域。

（Orbitofrontal cortex，簡稱ＯＦＣ）。

試著把大腦想像成正中央有條分割線，左右對稱的帶殼核桃。額葉就相當於核桃的前半部。

最前方被左右分割線遮蓋住的部分，是內側前額葉皮質（medial prefrontal cortex，簡稱ｍＰＦＣ），最前方的外側部分，則是背外側前額葉皮質（Dorsolateral prefrontal cortex，簡稱ｄｌＰＦＣ）。然後，額葉最前方的下側部分是眼眶額葉皮質（其位置見下頁圖）。

人的額葉非常寬大，所以前端的下方就像拳擊手套那樣呈現圓弧。眼眶額葉皮質就相當於拳擊手套的手指前端部分。因為位置靠近眼睛，所以才會加上解剖學用語中代表眼睛的「眼眶」二字。

當人感覺可能發生某些危險，大腦在潛在意識中發出信號時，眼眶額葉皮質負責立即判斷處理。當前狀況讓自己產生某些不好的預感、或覺得有些詭異時，眼眶額葉皮質會將注意力徹底集中於該處，下意識處理不確定且複雜的事物。

然後，憑直覺將分析結果傳遞給我們的意識。因此，對於迴避迫在眉睫的危險來說，眼眶額葉皮質的作用是不可欠缺的。

此外，眼眶額葉皮質還有一個重要作用。那就是看透事物的價值，然後做出更好的

眼眶額葉皮質的位置

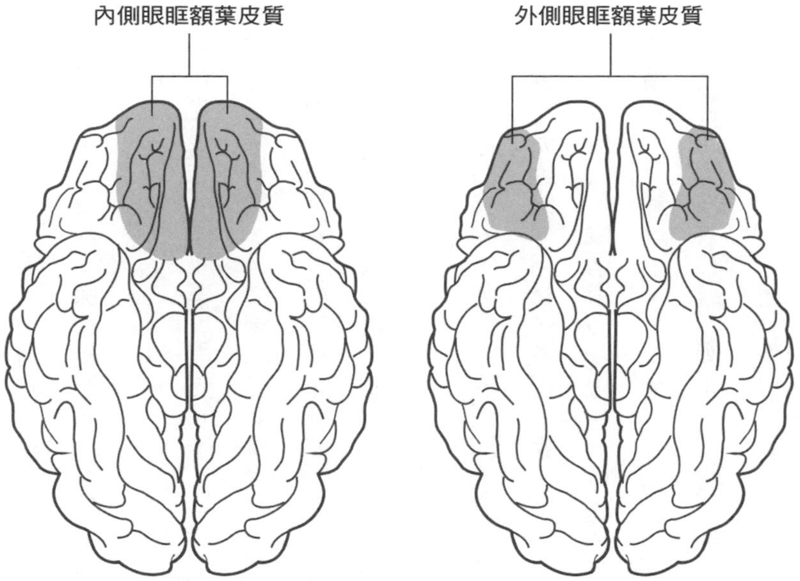

從底部眺望腦部。內側眼眶額葉皮質是預設模式網路的首領，負責抑制不安與興奮。外側眼眶額葉皮質負責察覺某些不好的預感或感覺怪異的狀況，下意識間處理不確定且複雜的事物。想提升效率，就要鍛鍊這個部位。

選擇。如解讀對方表情，或在陷入絕境時，摸索出更靈活的對策等，便是它的工作[27]。

眼眶額葉皮質是預設模式網路的一員。眼眶額葉皮質會隨時和依照資訊與經驗來進行判斷的內側前額葉皮質，保持聯繫。神遊時，猛然浮現的意外靈感也是拜眼眶額葉皮質所賜。

因此，若要提高工作效率，重要的是，鍛鍊眼眶額葉皮質所具備的直覺。鍛鍊眼眶額葉皮質需要一點訣竅。必須讓心靈保持從容，同時要想辦法刺激心靈。

若要讓心靈保持從容，就要有足夠的睡眠。在寧靜的場所聆聽古典音樂，消除心中的不安與煩惱。透過藍色或綠色，讓心靈獲得平靜（按：根據色彩心理學，這兩個顏色擁有舒緩的力量，例如看天空、海洋或草原等能讓人放鬆），調整生理時鐘，並做些提高自律神經力、荷爾蒙力、免疫力的生活治療。缺乏動力的時候也一樣，總之，試著踏出第一步。九十分鐘節律自然會慢慢萌芽。

就算工作沒有告一段落也沒關係，一旦超過八十分鐘，就先暫時停下手上的事，不要讓工作持續九十分鐘以上。

接著，試著稍微刺激心靈。例如，鼓起勇氣，勇敢面對覺得困難的工作。只要挺起胸膛，就有辦法迎刃而解，這種程度的難易度最為恰當。

每天找一段時間，重複放鬆、刺激，就能確實鍛鍊眼眶額葉皮質。

工作九十分鐘休息五分鐘：磨練創造力

若要提高工作的成果，就必須擁有直覺性的創造力。

承受壓力的心靈，越是處於危機狀況，人越不安。可是，正因為在那樣的極限狀態下，才能夠激發出出類拔萃的靈感，使工作的內容變得更加新奇。也就是說，把極度的刺激轉換成成長的糧食。

只要阻斷一切可能導致分心的事物，全心專注於難題的解決，靈感自然會猛然浮現。負責這項事務的部位也是眼眶額葉皮質[28]。從這裡衍生出的想法既古怪且新穎，但這種技巧並不是隨便就能擁有的，必須仰賴平日的鍛鍊。

另一方面，位於眼眶額葉皮質附近，名為內側前額葉皮質的額葉領域，能根據經驗或知識創造出各式各樣的想法，但大多是常見點子。

如果要提高直覺性的創造力，就要充分運用五分鐘和九十分鐘等兩種生理時鐘。不

27 Setogawa, T., Mizuhiki, T., Matsumoto, N. et al. Neurons in the monkey orbitofrontal cortex mediate reward value computation and decision-making. Commun Biol 2019 , 2, 126. doi:10.1038/ s42003-019-0363-0。

28 R・ダグラス・フィールズ（米津篤八、杉田真訳）．激情回路―人はなぜ「キレる」のか・春秋社、東京，二〇一七，pp. 456。

要只是單調的持續工作，試著以每隔五分鐘、每隔九十分鐘的方式，為工作加上些許不同的強弱節奏。

例如，每隔九十分鐘讓腦袋休息一下。聆聽震撼心靈的音樂也是種辦法。以我來說，我很喜歡聽匈牙利鋼琴演奏家李斯特（Liszt）創作的《鐘聲》（*La Campanella*）。這是長度五分鐘的鋼琴演奏曲，非常適合用來轉換心情；或每隔九十分鐘，找人簡單的聊聊天，讓自己暫緩一口氣，或是在辦公室走一走，做做自己喜歡的事情。

五分時鐘和九十分時鐘，是人體裡面用來提高活力的短暫生理時鐘（短日時鐘）。刺激這兩種短日時鐘，能活化眼眶額葉皮質，適度抑制內側前額葉皮質，如此一來，就更容易浮現出直覺性的靈感。

想像各種狀態，讓你反應變快

假設，上司某天突然發出人事異動的命令，把你從總公司派遣到分公司，明顯是降職。由於事出突然，你的大腦頓時一片空白，不知道該怎麼回答。

突然被迫做出判斷時，人類的大腦會出現三種反應。立刻啟動察覺威脅的大腦迴路，以識別狀況。然後，負責記憶的大腦領域會開始動作，喚起過去的經驗。就這樣，知識和經驗會全面總動員，預測未來可能發生事態，並在那一瞬間做出最適當的選擇。

這個時候產生作用的是眼眶額葉皮質。**眼眶額葉皮質會下意識經由高速迴路穿越大腦皮質下的網路**。因此，必須加以鍛鍊，才能提高眼眶額葉皮質的性能。

訓練方式就是，隨時在心裡反覆排練那些無法預料的可能事態，同時，還要積極的正面思考，把它當成提升技能的絕佳機會。

據說早晨是鍛鍊眼眶額葉皮質的最有效時段。

提高處理複雜任務能力，意識、無意識都得訓練

若要一次處理好幾個課題，或是解開複雜糾結的難題，就必須巧妙運用兩個腦部領域——以經驗和知識控制「意識」的背外側前額葉皮質，以及控制興奮狀態，同時統籌「無意識」的眼眶額葉皮質。

只要串聯這兩種腦部領域，就能依照周圍環境或狀態處理課題。

背外側前額葉（負責意識）迴路速度較為遲鈍。因為需要時間深思熟慮，所以前進的速度較為緩慢；眼眶額葉皮質（負責無意識）迴路則是高速。因為必須做出瞬間判斷，需要同時處理必須立刻下決策的緊急事態。

因此，暫時且適當的抑制速度遲緩的腦領域，以眼眶額葉皮質為主角，採用高速的腦迴路，就能有效提高複雜任務的處理能力。這樣的串聯機制是十分重要的。

短時間適當抑制緩慢腦領域的訓練方法就是，從多個課題當中選出一個課題，短時間（約五分鐘）集中處理該課題。或每隔六十分鐘，放鬆五分鐘。

具體來說，走出戶外稍微看看藍天，或是觀賞辦公室裡面的觀葉植物等方式，都能達到效果。

在傍晚適度抑制背外側前額葉皮質的訓練，最有效。另外，**在睡覺前，進行五分鐘的心理時間旅行**（mental time travel，指透過心靈在懷念過去與想像未來之間自由的往返，讓想法在想像世界中奔馳）**也十分有效果**。

重拾懷舊之心，療癒身心

偶爾的讓腦袋放空，平靜心靈、轉換心情，像這樣的時間雖然非常重要，但在此同時，腦部和思想仍要隨時做好整裝待發的準備，以便隨時能夠派上用場。**負責啟動開關，讓心靈從放鬆轉換成主動積極的是，腦中名為島葉**（insula）**的領域**。若要提高效率，就必須從日常開始訓練島葉。

島葉還有一個重要的作用。就是接收身體內部的資訊（如血壓、肌肉的柔軟度、腸胃狀態等無意識狀態）和來自體外的資訊（公司內的氣氛或工作進度等意識性的分析思考），對照兩者的資訊，在取得平衡的同時，針對狀況做出呼應（見下頁圖）。

訓練島葉的訣竅是，重拾懷舊之心。像是：「餐廳的午餐讓自己不自覺得回憶起，小時候母親做給自己吃的飯菜滋味」、「健行爬上陡峭斜坡的半路，看到成群盛開的鮮紅杜鵑花，讓自己感到心情舒爽」等。

沉浸在讓心靈和緩的懷舊回憶，便是讓心靈從放鬆切換成主動積極的絕佳訓練。只要在早上五點至七點左右和十一點至下午三點左右實施，就能獲得最佳效果。

提高溝通力的鍛鍊方法

溝通力是人類最值得關注的能力之一。相較於其他動物，即使人類的身體不夠龐大，運動能力也比較差，但人類之所以能創造時代，最大的原因就在於強大的溝通力。對商業人士來說，溝通力更是提高效率的重要環節。

負責溝通力核心作用的是，腦中名為伏隔核（nucleus accumbens，簡稱ＮＡｃｃ）**的領域。**

島葉：讓心靈從放鬆轉換成主動積極

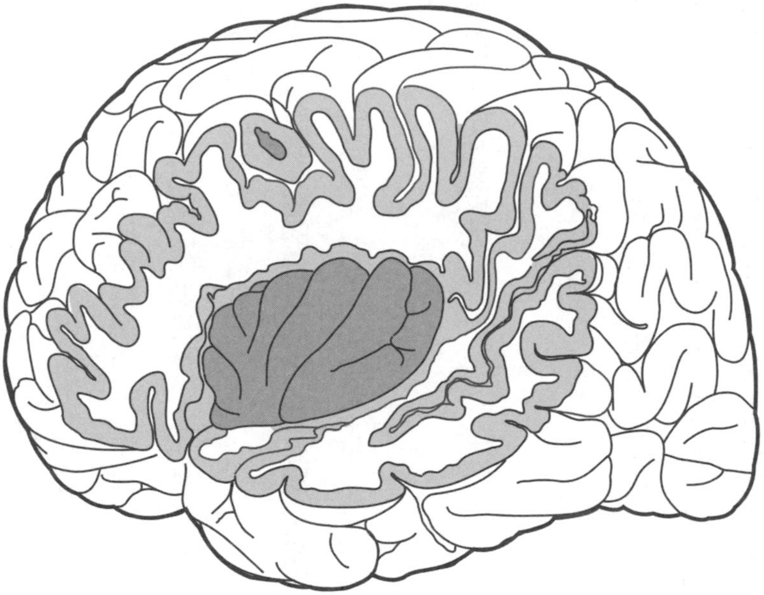

該腦部領域同時接收身體內部的資訊（如血壓高低、腸胃狀態等）和體外資訊（公司內的氣氛或工作進度等）。對照兩者資訊，在取得平衡的同時，針對狀況做出呼應。

肢體語言（body language）是活化伏隔核的最有效方式。例如，握手——能讓對手對你產生正面印象，認定自己是有能力且值得信賴的人物。更可能捨棄否定性的負面情感，建構正面的合作關係。**肢體語言是在下意識之間被推行，既豐富且普遍**，可說是超越了所有語言的語言。

據說午餐之前（十一點至十二點）和傍晚時刻（下午三點至下午五點）是握手效果最強的時段。

放空，腦部更活躍

在工作上面臨重大障礙，希望靈感乍現以突破瓶頸時，心理時間旅行是個非常有效的方法。

其實，我們白天有一半的時間都處於迷糊、腦袋放空的狀態。晚上睡覺期間，則會進入夢鄉，徘迴在非現實的世界。

人的生活就是這樣，在專注於某件事物的狀態，和發呆、思考其他事物的狀態之間反覆往返。

《波動科學》一書認為，若要提升生命的品質，就必須每天實現一次1／f波動。

伏隔核：提高溝通能力

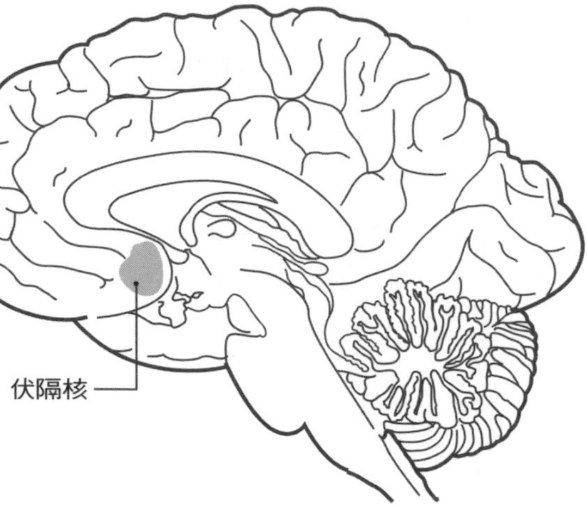

當我們專注於某件事物時，便會產生1／f^2波動；腦袋放空、思考其他事物時，會產生1／f^0波動，平均下來，就是1／f波動。

透過心靈，不論是過去、現在，還是未來，全都可以順暢的串聯在一起。不論是何時、何地，全都可以憑藉著個人的想像力，在各式各樣的世界裡來去自如。這是專屬於人類特有的能力，我們沒理由不去使用它。

心理時間旅行是由奧克蘭大學心理系的麥可・柯博利（Michael Corballis）榮譽教授[29]，與其學生托馬斯・蘇登多夫（Thomas Suddendorf）副教授所共同命名[30]、[31]。一九九七年，他們在論文中提到，「心理時間旅行所引發出的優異創造力，是任何心態都無法比擬的，這個時候，人類會透過知性和直覺的整合，引導出靈感。心理時間旅行是創造性的泉源。」

二〇〇一年，華盛頓大學醫學系放射線神經科教授馬庫斯・賴希勒（Marcus Raichle）鎖定掌管心理時間旅行的神經網，將其命名為預設模式網路。由於腦袋放空的心理狀態，大多都是在心理時間旅行，所以也被稱為神遊。

科學越來越進步，使人類可以使用功能性磁振造影（functional magnetic resonance imaging，簡稱ｆＭＲＩ）或正電子發射電腦斷層掃描（positron emission tomography，簡稱ＰＥＴ），以圖像的形式觀察腦部活動，並測量心靈的活動。

賴希勒教授的發現，震驚了全世界。過去，人們以為只有在工作、閱讀文章、與某人對話等意識性行動時，腦部才會產生活躍的活動，沒想到**腦袋放空時，腦部的活動更為活絡**。

29 マイケル・コーバリス著、鍛原多恵子訳、意識と無意識のあいだ（ブルーバックスB-1952），講談社、東京、二〇一五，pp. 213。

30 トーマス・ズデンドルフ著、寺町朋子訳、現実を生きるサル 空想を語るヒト、白揚社、東京、二〇一五，pp. 446。

31 Suddendorf T, Corballis MC. Mental time travel and the evolution of the human mind. Genet Soc Gen Psychol Monogr. 1997;123:133-167.

或許是因為心理時間旅行是在記憶、時間、故事、睡眠、夢想以及創造性等多元化的心理狀態，所以腦部活動才會那麼活絡。

其網路從額葉、顳葉、頂葉遍布至視丘（thalamus）、邊緣系統，也可說是早已經對未來可能發生的事物，做好準備應對的狀態。

心理時間旅行會把時間意識傳給位於顳葉的海馬迴（hippocampus），喚醒記憶，進一步創造未來。因此，**當你陷入瓶頸的時候，索性什麼都不要想，試著讓腦袋、心靈放空。**

心理時間旅行讓人湧現創造性，同時具有二十四小時節律。通常傍晚憶起的回憶總會比早上來得更多，不過，靈感湧現、找出難題解決辦法的時段，存在個人差異，會因時型（chronotype，早晚作息模式）而有不同。晨型人的頭腦會因為早晨的心理時間旅行而變得清晰；夜型人則是在晚上變得腦袋清晰。

最重要的是，根據過去的經驗，回想自己都是在哪個時段湧現靈感，然後再調整一整天的節律。慕尼黑時型問卷調查（Munich ChronoType Questionnaire，簡稱 MCTQ）可以測量出自己的時型（晨型或夜型）。大家可以測試看看。

心理時間旅行讓靈光乍現，是來自於生理時鐘的贈禮。靈感不光只有二十四小時節律，同時也會在每隔九十分鐘、八小時、十二小時的時刻頻繁出現，所以陷入瓶頸的時候，不需要沮喪、放棄。

甚至，還有十・五年，或是二十一年的節律。例如，愛因斯坦在一九〇五年六月發表狹義相對論（special relativity）後，在一九一六年三月，進一步將該理論發揚光大，提倡出包含時空波動在內的廣義相對論（general theory of relativity）。

若要讓心理時間旅行更加敏銳，閃現出世紀性的靈感，不光是腦部，心靈方面的活動也非常重要。請從平常就隨時留意下列六個項目：

- 經常大笑。
- 注意打從心底想做的事。
- 肯定自我。
- 增加愉快的對話。
- 接觸喜歡的音樂，藉由閱讀、運動等累積感動體驗。
- 用五感接觸、體會大自然。

只要鍛鍊交感神經和副交感神經，就能進一步琢磨第六感。最有效的方法是鍛鍊身體。「很疲累，很辛苦，好難堅持下去。算了，還是再努力一下，加油！」即便抱持著這樣的情感糾葛，只要堅持努力的鍛鍊身體，就能鍛鍊自律神經。同時也能鍛鍊第六感，逐漸提升無意識的敏感度[32]。

早起或晚起，因為時鐘基因不同

晨型人（早鳥）一大早就起床，清晨時段開始就十分活躍。相對之下，在夜晚的較早時段感到疲累，早早上床睡覺。

另一方面，夜型人（夜貓子）早上總是爬不起來，很難清醒過來，中午之前總是提不起勁。直到傍晚至夜晚之間才開始變得活躍，直到大半夜都不會感到困倦。

如果晨型和夜型的情況十分極端，嚴重到幾乎無法正常生活的話，可能發生被稱為提前睡相症候群（advanced sleep phase syndrome，簡稱ASPS）、延遲睡相症候群（delayed sleep phase syndrome，簡稱DSPS）的睡眠障礙。

其原因在於創造出生物節律的時鐘基因發生異常。據說晨型是時鐘基因Period 3；夜型是時鐘基因Period 2或時鐘基因Clock產生變異所導致。

晨型人和夜型人的自律神經、荷爾蒙等生物節律的高峰相差兩小時，原因就在於時鐘基因異常。有份關於晨型人或夜型人的問卷調查證實，晨型人的一日生物節律較短，夜型人則較長。這個結果同時也代表，生物節律的結構與晨型、夜型息息相關。

夜型人的生物節律是就寢跟起床時間較晚。因為有上班或上學等社會性限制，就算打算根據起床時間來推算就寢時間，自律神經或荷爾蒙的節律還是無法在時間內做好準備。因此，很難入睡、睡眠也較淺，睡眠時間因而變短。為了解決這個問題，嘗試在週末補眠，卻造成反效果，睡眠的節律反而變得更加錯亂。

反覆之下，夜型人往往會產生時差問題，因此就會出現缺乏動力、工作效率下降、犯錯、食慾不振、便祕、身體遲鈍等症狀。據說，夜型情況越嚴重的人，越容易發生失眠問題，同時也比較容易產生抑鬱情緒。

那麼，只要重新修正生活習慣，就能改變晨型或夜型的生物節律指向嗎？

事實上，一項調查以兩百二十五組同居年數平均約十七年的夫妻為對象的，其主題是「同居年數越長，是否睡眠習慣就會類似？」

結果，另一半的睡眠習慣對彼此幾乎不具有半點影響力。就算一起同住好幾年，就寢時間和起床時間仍未必類似。自身的晨型、夜型指向才是嚴重影響睡眠習慣的主因。

32 大塚邦明・四〇代以上の女性がやってはいけないこと：体内時計を味方につけて健康になる。春秋社、東京、二〇一九，pp. 228。

若要獲得良好的睡眠，維持身體的健康，即便是夫妻，仍必須尊重彼此的生物節律特性與睡眠習慣，這才是最重要的。

忙碌時，晚餐分兩次

已知若要讓胃時鐘更有效率的運作，一天的用餐次數是越多越好。三次比兩次好，四次比三次的效果更佳。所以，如果把晚餐分成兩次，**首先，可以在第一次較早的晚餐時間先吃點東西墊肚子，這麼一來，下午四點開始持續工作到下午六點，應該就會逐漸提升效率。**

另一方面，第二次的晚餐時間如果太晚，反而不利。因為晚餐和早餐的時間間隔太短，生理時鐘的作用就會變差。早餐的英語是breakfast。就是指break（中斷）fast（空腹）。空腹時間越長，代表飲食作用於生理時鐘的力度越強大。

晚餐不要太晚，只要在晚上八點前吃晚餐就可以了。

提高效率，穿對的鞋也很重要

若要提高一天的效率，和起床後的一小時一樣，開始上班之前的時間以及結束一天工作的傍晚時段，也非常重要。

開始上班前，重點在於如何提高自律神經、荷爾蒙、免疫力。

首先，再次確認是否穿著合腳的鞋子出門。身體裡的自律神經會從腳底開始覺醒。藉由正確的步伐、適當的刺激腳底，就能調整五臟六腑的自律神經平衡。活化的自律神經能提高荷爾蒙力。**自律神經、荷爾蒙、免疫三種維持健康的根本，就源自於腳底。**請穿上尺寸合適的鞋子，讓腳趾尖、拇指和小指有足夠的空間。

傍晚結束一天工作後的最理想生活方式，是早點回家消除疲勞。為避免加重胃部負擔，晚餐時間以晚上六點左右尤佳。減少醣類與脂肪的攝取，以魚類或蔬菜為主。餐後，透過按摩、聽音樂等放鬆模式讓自己放鬆一下。挑選適合自己的枕頭、床鋪和睡衣等細節，也非常重要。

在結束一天工作的傍晚，或是放鬆泡澡時，突然想到一個好主意。大家是否有過這樣的經驗？只要好好珍惜傍晚的時光，或許就會浮現出令自己意外的驚奇靈感。

提高效率的重點之一：夜晚的睡眠

這數年期間，健康科學的領域有了極大的進展。從那些無數的發現中，我注意到**提高效率的訣竅，在於夜晚的睡眠**，而不是白天。

神經膠細胞在生理時鐘上扮演重要的角色。位於腦部生理時鐘的時鐘細胞，白天以神經元為主，夜晚則是以星形膠質細胞為主。神經元和星形膠質細胞會共同合作，創造出二十四小時的節律，決定白天、中午、晚上等時刻。

促進良好睡眠的也是神經膠細胞，因星形膠質細胞的作用會創造出被稱為慢波睡眠的深度睡眠。慢波睡眠能預防生活習慣病或癌症。透過與時鐘基因的合作，可提高免疫力，並修復因日間紫外線、空氣汙染、人際關係等壓力而受損的ＤＮＡ。

當人進入睡眠時，腦部會縮小。神經膠細胞會透過腦部縮小時出現的縫隙，帶走囤積在腦中的老廢物質。腦部沒有排出老廢物質的淋巴管，因此，神經膠細胞刷新大腦、提高工作效率的作用，可說是十分重要的任務。這就是為什麼夜間必須達到深度睡眠，才能預防阿茲海默症或帕金森氏病。

夜晚的深度睡眠對維持強韌骨骼來說，也十分重要。因為骨骼會在白天流失，然後在夜間製造出新的骨骼。此外，胃時鐘也會在夜晚變得活躍。腸內菌叢（intestinal flora）和腦部的生理時鐘會頻繁的對話，同時調整自律神經力、荷爾蒙力、免疫力，然後，將能量蓄積在腦部，以便隔天的效率能夠充分提升。

睡眠會在每隔九十分鐘，重複深層的非快速動眼睡眠（Non-rapid eye movement sleep，Non-REM Sleep）以及淺層的快速動眼睡眠（rapid eye movement sleep，REM Sleep）。因此，九十分時鐘會在夜晚十分活躍。

九十分時鐘會和二十四小時時鐘合作，把當天發生的事情保存在腦中的記憶倉庫裡面。如果要完整背下年代等資料，就必須有優質的良好睡眠。

第三章

激活體內時鐘的睡眠調理法

身體在製造操控生命活動的蛋白質時，被當成編碼（code）使用的ＤＮＡ便是所謂的基因。人類基因體分析的結果，基因僅占基因體的一％至二％，除外的ＤＮＡ是垃圾ＤＮＡ。

最近，垃圾ＤＮＡ的地位被重新看待。人類的卓越能力與多元性，並非單憑基因數就能說明。例如，排除與人溝通不良所產生的壓力；或保護身體免於病毒或細菌感染、預防癌症；**讓基因適應環境所帶來的各種課題，便是垃圾ＤＮＡ的作用。**

睡眠、飲食、運動等每天的生活，都會因垃圾ＤＮＡ的作用而變得豐富且充實。因為垃圾ＤＮＡ會把繼承自雙親的原始基因，轉變成健康且更高品質的全新基因。

修復內質網壓力的垃圾ＤＮＡ

細胞質（cytoplasm）裡面有名為核糖體（ribosome）的蛋白質製造工廠，會根據寫入基因的編碼，製造出操控生命活動的蛋白質。負責將基因的編碼傳達給核糖體的是核糖核酸（Ribonucleic acid，簡稱ＲＮＡ）。此外，細胞質還有一種名為內質網（endoplasmic reticulum，簡稱ＥＲ）的品質管理裝置。

內質網負責檢查核糖體工廠製造的蛋白質，是否混有不良品。一旦發現不良品，就暫停製造工程，並進行相關修復；幾乎無法修復的嚴重不良品，會被拆解。這一連串的品質管理工作，被稱為未摺疊蛋白反應（unfolded protein response，簡稱UPR）[33]。

工作越是辛勞，導致蛋白質的製造訂單增多之後，不良品混入的情況也會增多。如此一來，就會來不及修復或拆解，進而導致組裝不完全。這種狀況就是「內質網壓力」（endoplasmic reticulum stress，簡稱ER stress）。內質網壓力會在不影響意識的情況下，用垃圾DNA進行修復。

例如，胰臟發生內質網壓力時，製造胰島素的胰臟細胞會受損，容易引起糖尿病；腦神經細胞發生內質網壓力時，則會引發阿茲海默症或帕金森氏病。在女性身上，也可能導致卵巢組織硬化或卵子無法發育的問題。

可見垃圾DNA的作用是非常重要的。

最常發生內質網壓力的部位是腸道。甚至可以說，腸道總是處於內質網壓力的狀態。因此，腸道具有製造抗體、保護自己免於壓力傷害的機制。這個部分也同樣仰賴垃圾DNA的作用。

內質網壓力的狀態若是長期持續，腸胃就會出現不適，使腹瀉或頑固便祕形成常態。這種症狀稱為過敏性腸症候群（irritable bowel syndrome，簡稱IBS）。據說潰瘍性結腸炎（ulcerative colitis，簡稱UC）等疑難雜症也是源自於內質網壓力。

生理時鐘能激活垃圾ＤＮＡ，保護胰臟、腸道。糖尿病或罹患過敏性腸症候群的人，最重要的關鍵是重返規律的日常生活，改善睡眠環境。

除了維持一天三餐的規律生活，透過早上或傍晚的散步等輕運動，讓生理時鐘的運作更加順暢，就能進一步增強垃圾ＤＮＡ的威力。

生理時鐘小常識三

中藥抑肝散的抗壓作用

優良食品是以什麼方式來調節基因的作用？這裡就以天然中藥抑肝散作為解說的範例。

抑肝散由七種中藥調配而成。能鎮定安神，同時也是可用於治療兒童夜啼

33　森和俊：細胞の中の分子生物学：最新・生命科学入門。ブルーバックス B-1944。講談社、東京、二〇一八（第八刷），pp. 244。

或焦躁的安全藥品。只要在睡前服用，就能消除失眠問題，白天服用，則可舒緩焦慮或抑鬱等負面情緒。也能抑制失智症所引起的咆哮或粗暴行為。

抑肝散由藥草製成，不會有分子層級的左右差異（掌性〔chirality〕、鏡像異性；參考第五章）。因此，無須擔心癌化作用等傷害身體的副作用。

承受到強大壓力時，壓力反應部隊（腦部—腦下垂體—腎上腺）就會出面處理當前的壓力。

當壓力增強或反覆持續時，處理壓力的物質（醫學用語為壓力荷爾蒙受容體）會增多。另一方面，壓力荷爾蒙受容體一旦過量，有時反而會適得其反，使壓力反應陷入調節不完全的窘境。

而抑肝散具有找來壓力反應相關的垃圾DNA，以調整壓力荷爾蒙、自律神經和免疫力的作用，恢復因壓力而混亂的心理錯亂。

也就是說，垃圾DNA會改變基因的作用，在壓力荷爾蒙受容體偏少時增多，過量時減少，使壓力荷爾蒙受容體維持在適當的量。於是改善壓力不完善的反應，進一步消除不安、焦慮、失眠或抑鬱等各種不同的症狀。

睡眠有節律

莎士比亞曾說：「睡眠是生命中最滋養的饗宴。」但睡眠的真正含意，至今仍尚未完全闡明。

夜晚來臨，人會困倦，早晨來臨，就會清醒。睡眠是有節律的。創造出這種節律的是生理時鐘。夜晚的深層睡眠正是生物節律的基本。

起床照射到明亮光線後，會開始啟動夜晚睡眠的時鐘，而且從起床那刻開始計時，讓人在十五小時之後變得困倦，也就是說，生物節律會被重置。

反之，人也有怎麼樣都睡不著的時段：從早上起床後開始算起，十二小時之後的三小時左右。例如，六點起床的人，睡不著的時段就是下午六點至下午九點之間。早上七點起床的人，如果打算在當天晚上七點上床，也絕對沒辦法睡著，便是這個原因。

看到這裡，有人會誇下豪語：「就算在起床後的十二小時，我還是有辦法睡著。我不論什麼時間都有辦法入睡。」若是這樣，則必須多加注意。因為這就是身體陷入時差問題的證據。

我們的身體不光只有二十四小時節律，同時也有十二小時節律。

每隔兩個小時，請受驗者躺在床上，並根據入睡時間調查睡意程度後發現，深夜兩點和下午兩點的睡意最為強烈。再比較這兩個時間，是下午兩點的睡意比較微弱。

睡眠還有九十分鐘節律。**人每隔九十分鐘會重複一次睡覺與喚醒**。入睡約九十分鐘後會醒過來，然後進入下個週期睡眠。這種節律一個晚上會重複四次至五次，反覆到早晨。若是四個週期，睡眠時間就等於是六小時；五個週期，差不多為七・五小時。

九十分鐘的一次睡眠週期，會出現快速動眼睡眠（作夢）和非快速動眼睡眠（讓身體休息）。

人入睡後，會先進入非快速動眼睡眠，進入深層睡眠之後，會釋出生長激素。對成長期的孩童而言，這會促進成長；如果是成年人的話，則能讓身體休息、提高免疫力、療癒白天的傷。然後，非快速動眼睡眠轉變成快速動眼睡眠。

快速動眼睡眠有下列四種睡眠特徵：

1. 四肢肌肉完全放鬆，身體處於癱軟狀態。
2. 因此，有時身體會產生顫動，像在確認睡眠安全性似的，誘導出輕微的喚醒。
3. 血壓及呼吸大幅變動，脈象錯亂，出現心律不整，陰莖勃起。
4. 眼球往前後左右反覆的快速轉動，這個時候會夢見非現實的夢。眼球快速運動的次數越多，夢的內容越豐富、精彩。

人為什麼要睡覺？

我們細胞內的DNA，每天都在受損。每個細胞每天受損多達五十萬處。如果置之不理，就會演變成癌細胞。不過細胞受損處會在我們睡覺期間，被逐一修復。

如果碰巧無法修復的話，那些損傷就會演變成癌細胞的種子，最後萌芽。可是，就算萌芽，也未必會馬上演變成癌。**因為免疫作用會把芽摘除。而摘除芽的作業在睡眠期間實施。**

然而，如果因為忙碌，導致睡眠時間較短或品質下降，預防癌症的力量就會減弱。這樣一來，癌的芽就會殘留，開始演變成癌。

不光是癌。感冒、受傷等日常的健康問題，也都是在睡眠期間進行治療的。

「最近，一生病就很難痊癒。不知道是不是因為年紀大了？」有人會這麼認為。但先別怪罪年齡，想看看，是不是睡眠時間不夠？又或是沒有維持高品質睡眠？

解決睡眠不足的方法有兩種。

第一，先確認自己需要的睡眠時間。每個人需要的睡眠長度不同。**所以試著記錄為期十天的睡眠日誌。**每天記錄就寢跟起床的時間。如果中途清醒，也要一併記下來。午睡也要記。請在記錄十天之後，加總實際的睡眠時間。

例如，晚上十點上床，早上五點起床，凌晨兩點三十分至五十分之間中途清醒，午睡二十分鐘。算下來，那天的睡眠時間總計為七小時（見下表）。

像這樣，連續記錄十天，然後計算出總睡眠時間，最後，將總睡眠時間除以十，該數值便是自己所需要的睡眠時間。

第二是彌補睡眠不足的方法。就算再忙，一星期至少要有一天維持規律的生活，讓自己有足夠的睡眠時間。

例如，把星期日設定為休息日，早上六點起床，晚上十一點睡覺。六點三十分吃早餐，十二點吃午餐，下午六點吃晚餐，確實攝取三餐。在午餐前散步十分鐘，下午五點散步三十分鐘。晚餐後聆聽喜歡的音樂或閱讀，藉此放鬆心靈。泡澡（水溫不會太燙），喝兩杯水，然後就寢。

就像這樣，一星期只要有一天規律生活，就能活化生理時鐘，使睡眠品質變得更好。

晚上 10 點至早上 5 點（共 7 小時）－中途清醒（20 分鐘）
＋午睡（20 分鐘）＝ 7 小時

提高記憶力的睡眠──主角就是神經膠細胞

睡眠期間，大腦仍忙碌的運作。大腦會下意識重新檢視當天所發生的事情。由於紀錄量龐大，所以大腦製作出圖像化的腦迴路，以達到更有效率的記錄。大量的紀錄會被加以整理、分類、串聯並重新評估，最後決定要保存或丟棄紀錄。神經膠細胞的星形膠質細胞負責這一連串作業。

將暫時保存在海馬迴的記憶，轉移到腦組織的大規模作業，會在睡眠期間以每秒一次的循環不斷重複。週期性重複的一連串作業，會經常出現在睡眠期間的腦波裡──每秒循環一次（〇・五次至兩次）、以較大振幅震盪的δ波（delta wave）。

這個在大腦皮質（cerebral cortex）觀察到的週期性活動，就是星形膠質細胞的工作情況。星形膠質細胞會讓大量的神經元同步，並週期性的活化，在大量的神經元之間製造出較大的波動。

視丘的大量神經元所傳出的信號，就像從棒球場的看臺邊緣一路帶動到另一端（也就是從視丘到大腦皮質）的波浪舞那樣，會一路擴散至視丘－下視丘－大腦皮質，以δ波的形式被顯現在腦波當中。

快速動眼睡眠和非快速動眼睡眠

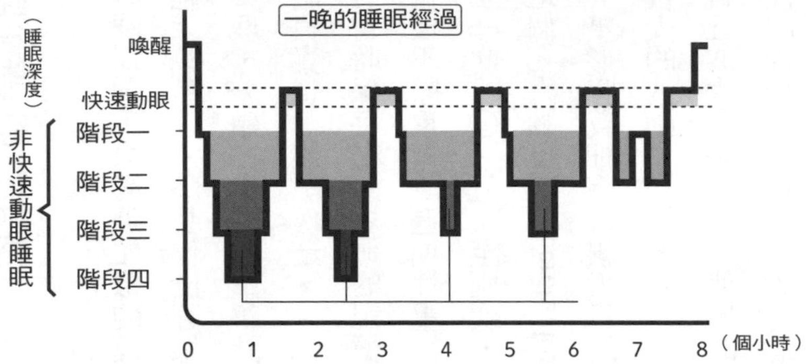

每隔 90 分的頻率重複深層睡眠（非快速動眼睡眠）和淺層睡眠（快速動眼睡眠），該模式是最理想的睡眠。若要獲得品質優良的睡眠模式，最重要的關鍵就是在一開始便進入深層睡眠。

如果把睡眠譬喻成交響樂曲，星形膠質細胞就是統籌眾多樂團成員的指揮家。以星形膠質細胞為中心的神經膠細胞，除了 δ 波之外，還會製造出許多不同的腦波。

見上方圖，有時會演奏出漣波（睡眠階段一），有時是睡眠紡錘波（睡眠階段二），有時則是 δ 波（睡眠階段三和四）。之後，就是混沌不明的動作，創造出振幅微小的不規則波（快速動眼睡眠），交響樂的第一樂章便就此結束。交響樂持續演奏至第二、第三、第四樂章。一段樂章大約是九十分鐘，所以睡眠時間總和約六個小時。如果再追加第五樂章的話，睡眠時間就是七小時至八小時左右。

充足睡眠，預防阿茲海默症

大腦在睡眠期間，星形膠質細胞會收縮，製造出排出老廢物質的空間。於是，像變魔法般，出現順沿著動脈、猶如排水管般的管子[34]。名為β類澱粉蛋白質（amyloid beta，Aβ。一旦大量囤積，就會引起阿茲海默症的難纏蛋白質）的腦部老廢物質會從那裡排出[35]。

二〇一三年，聖路易斯華盛頓大學的幾位博士，以四十五歲至七十五歲的健康者為對象，調查睡眠品質與β類澱粉蛋白質沉積之間的關係。

結果發現，**睡眠品質較差的人，β類澱粉蛋白質沉積的情況，比睡眠品質良好的人高出五倍至六倍**[36]。

同年，約翰·霍普金斯大學的心理學家斯皮拉博士等人，發現睡眠時間越短的人，

---

34 Nedergaard M. Garbage truck of the brain. Science 2013; 340:1529-1530.
35 Xie L, Kang H, Xu Q, Chen MJ et al. Sleep drives metabolite clearance from the adult brain. Science 2013; 342: 373-377.
36 Yo-El SJ, Jennifer S, Mcleland MSW, Christina D et al. Sleep quality and preclinical Alzheimer disease. JAMA Neurol 2013; 70:587-593.

β類澱粉蛋白質的沉積越多[37]。另外，二〇一四年，荷蘭的克拉森教授和歐姆博士等人也有報告指出，如果二十四小時不睡覺，就容易罹患阿茲海默症[38]。在確認罹患阿茲海默症之前，有二十年的臨床前期（按：阿茲海默症的病程分為臨床前期〔潛伏期長，約十五年至二十年〕、前驅期及明顯阿茲海默症〔此時依嚴重度又分輕度、中度、重度〕，開始發生認知功能障礙是在前驅期）。因此，商業人士必須好好安排每一天，想辦法讓自己擁有品質良好的睡眠。

睡眠也可以預防其他腦部疾病。帕金森氏病或是運動神經元（motor neuron）逐漸退化的肌萎縮側索硬化症（amyotrophic lateral sclerosis，簡稱ALS）、步行時會搖晃的脊髓小腦變性症（spinocerebellar degeneration，簡稱SCD）等，神經系統疾病的原因物質，也是透過睡眠期間所形成的管子排出。

我們每天有三分之一的時間處於睡眠階段。這是維持健康、提高隔日效率所不可欠缺的時間。

失眠有好幾種模式

據說，現在平均每五個日本人，就有一個人有睡眠方面的困擾，且每二十名成年人就有一個人正在服用安眠藥（按：根據二〇一九年台灣睡眠醫學學會的調查顯示，在臺灣，慢性失眠症盛行率為一〇・七％，約每十至十一人就有一人失眠）。

失眠的煩惱包含：難以入睡；半夜多次醒來；早上提前醒來，所以感到很困擾；早上起床後，還是感到十分疲累等問題。只要符合其中一項，就算是失眠。有失眠煩惱的人應該不少。

醫學將失眠定義為，儘管在晚上適當的時段上床就寢，還是無法好好入睡，進而導致白天的生活品質下降。換句話說，睡眠不足甚至會讓自己無法在白天充分發揮效率。

順道一提，失眠的白天症狀有下列九種：

1. 容易疲勞。
2. 注意力、集中力、記憶力下降。
3. 社會生活或家庭生活不順遂。

---

37 Spira AP, Gamaldo AA, An Y, Wu MN et al. Self-reported sleep and β–amyloid deposition in community-dwelling older adults. JAMA Neurol 2013; 70: 1537-1543.

38 Ooms S, Overeem S, Besse K et al. Effect of 1 night of total sleep deprivation on cerebrospinal fluid β–amyloid 42 in healthy middle aged men: a randomized clinical trial. JAMA Neurol 2014;71: 971-977.

4. 心情不佳、容易煩躁。
5. 白天困倦。
6. 工作時，毫無緣由的發怒、發火。
7. 缺乏幹勁。
8. 容易犯錯。
9. 擔心、害怕睡覺。

就算只有符合一項，就有可能是失眠。必須重新檢視睡眠的習慣。

「不過只是失眠。」許多人往往把失眠當成小問題，但是，現在**已經有許多研究報告證實，各種疾病都與失眠有關**。例如，引起心血管疾病的代謝症候群、導致骨骼脆弱的骨質疏鬆症、癌症、憂鬱症等精神方面的疾病等。

現在，醫學界也開始鄭重呼籲「不應該輕忽失眠問題」。美國睡眠學會（american Academy of Sleep Medicine，簡稱AASM）於二〇一四年出版的國際睡眠障礙分類第三版（ICSD-3）指出，若一週有三晚睡眠不足的情況持續三個月，就是罹患慢性失眠，建議接受醫療機關的診療[39]。

順帶一提，患有睡眠呼吸中止症（Sleep apnea，睡眠期間，呼吸減緩或暫時性停止呼吸）的人，**引發腦梗塞或心肌梗塞的機率是正常高齡者的三倍**。動脈內側名為血管內皮的層狀細胞膜，會製造出調整循環的荷爾蒙等良好分子，為健康的維持作出貢獻。

另外，如果在睡眠期間反覆停止呼吸或打鼾，血壓就會上升，使血液變得容易黏稠、凝固。於是，細胞組織的作用就會錯亂，血液的凝固、溶解就會失去平衡。

已有報告證實，患有睡眠呼吸中止症且嚴重打鼾的人，罹患腎臟病的機率是一般人的二至三倍。

自己該睡多久？記錄十天找平均值

根據日本公共媒體機構NHK從一九六〇年起，每五年實施一次的「國民生活時間調查報告書」中顯示，隨著人們的生活型態改變，睡眠的情況也有了巨大的變化。

在晚上十一點之後睡覺的晚睡者，以及在早上五點半至七點之間起床的早起者都有

---

[39] American Academy of Sleep Medicine. 2014. The international classification of Sleep Disorders (3rd ed.). Darien, IL: American Academy of Sleep Medicine.

增多的趨勢。也就是說，生活變成晚睡早起的型態。人們的睡眠時間從一九八〇年之後開始變短，在二〇一五年時，平日的睡眠時間大約是七小時十五分鐘，星期日則是八小時三分鐘左右（按：於二〇一七年調查顯示，在臺灣，平日睡眠時間平均為六．八六小時；假日平均睡眠時間為七．五一小時）。

LED照明的普及、手機、平板電腦、掌上型遊戲機等電子儀器的增加，以及便利商店等二十四小時商店的增加，讓夜晚在街道上逐漸「消失」。

在現代，若要在社會競爭中生存，就無法避開這種型態的社會。我們必須面對可能對生物節律造成嚴重障礙的危險。

究竟該怎麼做才好？

首先，你必須了解自己需要的睡眠時間。每個人需要的睡眠時間各不相同。發明電燈的愛迪生，只要睡足四至五小時就夠了；被譽為二十世紀最偉大科學家的愛因斯坦，必須睡超過十小時。那麼，你需要睡幾小時才足夠？

檢查方法，就是連續十天記錄睡覺和起床的時間。算出每天的睡眠長度，最後求出十天的平均值。那就是你所需要的睡眠時間。

不論睡太少或太多，都不利於健康。一般來說，人需要睡六至八小時。讓自己在需要的時間內睡飽，正是提高效率的祕訣。

至於若要獲得優質睡眠，最重要的關鍵是，就算前一晚比較晚上床睡覺，隔天仍要在與平常相同的時間起床。對於正值發育時期的幼童來說，早睡早起是非常重要的生活習慣；對成年人而言，早起早睡的生活才是有利健康的正確答案。

催化褪黑素

誘導安穩睡眠的褪黑素是人體不可欠缺的荷爾蒙。該怎麼做，才能夠善加利用褪黑素呢？

褪黑素是由腦部的松果體（pineal body），以二十小時節律所分泌出的荷爾蒙。而創造出這個節律的是生理時鐘。

起床，照射到大量陽光之後，松果體會開始準備生物合成，以便在十五小時之後分泌出褪黑素。在傍晚時刻分泌完成的褪黑素，會以日落、黑暗為信號，瞬間被釋放到血液裡面。這種現象稱之為荷爾蒙分泌。分泌出的褪黑素會隨著血液傳遍全身，提高身體的生理機能。

褪黑素能作用於腦部，讓人舒適、好眠；作用於腦部的體溫中樞，能降低腦部溫度，營造出容易入睡的環境；作用於全身血管，降低血壓，改善夜晚的隱藏性高血壓

（masked hypertension，指白天血壓偏低，但到了晚上血壓突然飆高）；作用於心臟與心臟的血管，療癒白天受損的心臟；作用於大腦與大腦的血管，預防腦梗塞。甚至，還能作用於骨骼，預防骨質疏鬆症。

褪黑素能調節自律神經、活化免疫功能、抑制癌症引發、延緩老化速度等，擁有宛如魔法般的各種效用。

二十世紀後半，分泌褪黑素的松果體被吹捧為「青春之泉」。褪黑素因為具有二十四小時節律，所以被稱為日時鐘；因隨著季節變化，所以也被稱為季節時鐘；同時，因為會隨著年齡增長而衰退，所以又被稱為老化時鐘。

有份相當久遠的研究報告證實，將年輕老鼠的松果體移植到年老老鼠的身上後，年老老鼠的血管和心臟都變年輕了。

人也一樣，也有報告指出，只要每天在就寢前服用褪黑素，就可以長壽。如果那是事實，腦部的生理時鐘和松果體相互合作之後，就可以重返年輕、健康長壽。

接下來跟大家分享，活化褪黑素的一日生活法。

血液裡面的褪黑素，是夜晚較多、白天幾乎沒有。因此，最重要的是調整生活方式，讓褪黑素在夜晚確實增加。

早上在既定的時間起床，晒晒陽光，在固定的時間吃早餐，確實咀嚼。

白天要充分的運動。不光是松果體，其實小腸、胃部、卵巢、睪丸、脊髓、骨骼、皮膚等也能製造出褪黑素。若在白天運動，小腸、胃會製造出更多的褪黑素，甚至能刺激位於心臟、血管、肺、肝臟、腎臟等部位，負責接收褪黑素信號的受容體。這就是為什麼，戶外工作的人會比室內工作的人分泌出更大量的褪黑素，睡眠狀況更好。

更重要的是夜晚的生活方式。**褪黑素只會在完全黑暗時，開始分泌**。燈光昏暗時，褪黑素不會分泌。就算照明亮度只有三百勒克斯（Lux，每單位面積所接收到的光通量。一般居家照射為三百至五百勒克斯之間），晚上只要照射到一至兩小時的昏暗燈光，或就算亮度只有一百二十勒克斯，如果持續照射一整個晚上，褪黑素都不會分泌。

比起白色螢光燈，溫暖色系的電燈比較不會影響褪黑素的分泌。因為白色燈光所含的藍色光譜，能抑制褪黑素。藍色光屬於四百六十奈米的短波長光，這便是真正扼殺褪黑素的元凶。即便只有八勒克斯，藍色光仍能抑制褪黑素，就跟一千兩百勒克斯的白色光沒兩樣。

視網膜細胞內含有視黑素的神經細胞，在感受到光線之後，會調整分泌褪黑素。藍色光對視黑素作用比黃橙色或綠色更為強烈。

如果再加上些許精神活動，如邊看電視邊睡，或把手機帶進臥室，褪黑素就不會分泌。總之，漆黑、安靜休息，便是促使褪黑素大量分泌的祕訣。

褪黑素讓人睡得更好

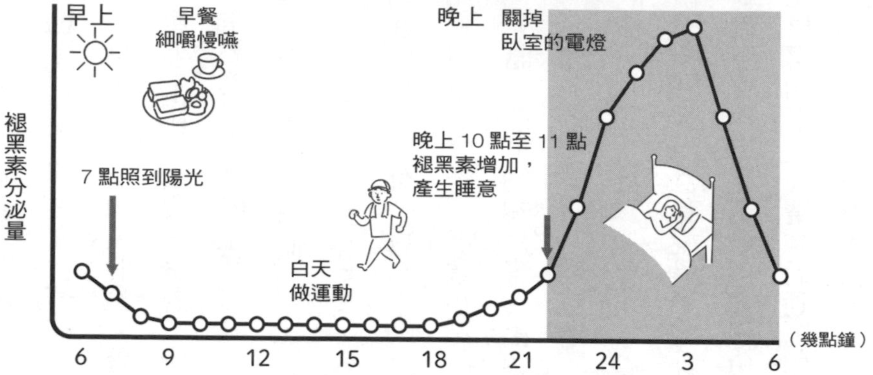

起床後照射光線，15 小時後就會開始分泌睡眠荷爾蒙褪黑素的機制。早餐細嚼慢嚥，白天運動，晚上把房間的電燈關掉，褪黑素的分泌就會變得旺盛。

血液裡的褪黑素濃度有一日節律，同時也有一週節律。正確來說，松果體分泌的褪黑素的量，會以三·五天節律產生變化。只要維持一星期的生活規律，就能調整褪黑素的節律。季節的考量也是活化褪黑素的重點之一（褪黑素分泌變化見上方圖）。

日照時間會隨著季節改變。如果白天照射的光量較少，夜晚的褪黑素就會減少。在冬天日照時間極短的東北地方，有些地區的白天光量，甚至只有夏季的一半。如果生活在那樣的地方，必須充分完善夜晚的睡眠環境，努力讓自己睡得更好。

薰衣草香氣讓人進入休息模式

現在來聊聊能幫助你獲得優質睡眠的臥室和寢具。

人體皮膚的表面溫度是攝氏二十九度至三十度。當環境氣溫高於皮膚溫度，且溼度也很高時，皮膚就沒辦法散熱。排汗的汽化熱沒辦法使體溫下降，身體便無法進入睡眠模式。在室溫較高的夏季，必須善用冷氣，或是在睡衣、棉被等寢具上花點巧思，營造一個體溫容易降低的環境。

早上，如果聞到葡萄柚的香氣，就能喚醒身體，讓精神充滿活力，另一方面，夜晚聞薰衣草的味道，可以抑制交感神經，使血壓下降。然後，讓身體休息、消除疲勞用的副交感神經會變得活躍，讓全身切換成休息模式。

用溫度適中的水來泡澡，也能療癒身心、消除疲憊，而薰衣草的香氣則能讓療癒效果更持久。所以買沐浴鹽或泡澡後的保養品時，可以考慮選含有薰衣草香味的產品。

此外，薰衣草香氣還有一點不同於葡萄柚香氣，那就是具有抑制脂肪分解、增加食慾的作用。為避免就寢前產生食慾，必須留意薰衣草香氣的濃烈程度。

香氣對人體的影響非常有趣，但是，香氣的效果僅止於生理時鐘正確計算的時刻，請務必了解這一大前提。有一實驗，把實驗動物腦部的生理時鐘破壞掉，葡萄柚或薰衣草香氣對其影響，也就完全消失。這就代表生理時鐘掌管著自律神經的作用，因此，**當生理時鐘錯亂，香氣便無法產生效果。**

「就算聞了香氣也沒效。」如果你有這種感覺，請先重新檢視其他的生活習慣，試著調整生活的節律。

促進深層睡眠的飲食

若希望獲得舒適睡眠，也需要重新檢視飲食。

規律的飲食習慣可以帶來深層睡眠，同時有助於提升記憶力。其中，尤其早餐的效用最大，就飲食內容來說，攝取醣類（碳水化合物）及色氨酸（tryptophan）含量較多的優質蛋白質、維生素B_6最有效。

只要充分攝取芝麻或核桃等**堅果類**，或沙丁魚、鯖魚等青魚（按：背部發青的魚類，在日本統稱為青魚）富含的**不飽和脂肪酸**，就能**大幅增加褪黑素**，更容易入睡。攝取蔬菜或水果也能帶來好眠。已有研究證實，堅果等富含的多酚（polyphenol），能提高時鐘基因的夥伴去乙醯酶（sirtuin）的作用，進而調整生物節律，幫助好眠（能提高睡眠品質的營養素及食物見下頁表。

表 2　提高睡眠品質的飲食和營養素

- 維生素 C（柑橘類、苦瓜、青椒、奇異果、草莓、木瓜）。
- 色氨酸（雞肉、雞蛋、優格、蔬菜、杏仁）。
- 鉀（香蕉、蔬菜、青花菜、酪梨）。
- 鈣（羽衣甘藍、沙丁魚、海藻、芝麻）。
- 硒（堅果、葵花子、牛肉、牡蠣、雞肉、蘑菇）。
- 維生素 D（香菇、鮭魚、鮪魚、鯖魚、牡蠣）。
- Omega-3（核桃、鮭魚、亞麻仁油、魚油）。
- 調整腸內菌叢（泡菜、醃漬品、味噌、優格）。
- 增加益菌（蒜頭、洋蔥、蘆筍）。
- 鎂（葉菜類蔬菜、芝麻、南瓜子）。

油膩飲食是失眠的根源

脂肪含量較多的飲食會導致白天異常嗜睡。

喜歡每天攝取脂肪的人，就像在表示：「不論睡多久都行」，他們的睡意會增多，即便在白天，仍昏昏欲睡。尤其，如果在**午餐攝取較多的脂肪，餐後就會產生強烈的睡意**，於是影響到下午的工作。

午餐後會想睡覺，任誰看來都是十分正常的反應，但如果是可能在駕駛期間出現強烈睡意，就會非常危險，可能導致交通意外。

過量的脂肪攝取會讓時鐘基因的晝夜節律失衡，削弱生理時鐘的作用，讓人在白天異常嗜睡，也容易產生時差問題，所以經常到國外出差的商業人士，尤其需要注意。

「睡前酒助好眠」有前提

許多人習慣在晚餐時享用美酒。只要適量，且在睡前三小時飲用，就不會有問題；若飲酒過量，對身體就很糟。

酗酒是導致血壓上升的原因。**飲酒時，酒精使血管舒張、血壓下降，但之後就會出現反彈──隔天早上的血壓會瞬間攀升。**

另一方面，酒精使血管舒張，導致血壓下降後，為了送出足夠的血液，心率（按：心臟跳動的速度）就會逐漸上升。喝酒後，心臟快速跳動，便是因為如此。

舉個例子，某醫院曾記錄某位患者二十四小時的血壓，在分析過血壓與脈搏中，曾發生這樣的事情：

一天晚上，患者的血壓突然下降、脈搏數上升。隔天早上，反映心臟氧氣使用量的雙重乘積（收縮壓〔按：顯示心臟收縮及泵出血液時血管內的壓力〕×心率）上升了。向患者詢問後才知道，那天晚上該患者有聚餐，且喝了太多酒。

就像這樣，不只酗酒期間，連隔天早上，都會對心臟造成極大負擔。飲酒過量的隔天早晨，妥善照顧身體是非常重要的事情。

有種名為「標準飲酒」的單位，主要是用來作為酒精攝取量的標準。一個單位是十四克酒精（按：此為美國標準。臺灣人因在體質上酒精代謝較差，所以一個單位需要下修正至十公克。依世界衛生組織的定義，一個單位的酒精約等於十到十二公克的純酒精量，相當於一瓶三百五十毫升罐裝啤酒或四分之一瓶的保力達B），相當於一百二十毫升日本酒、紅酒；四十五毫升的威士忌。

據說，一天平均喝三個單位以上的人，血壓的升高量會與飲酒量呈正比。另外，攝取過量酒精，會增加心臟病或腦中風的發病機率，也會增加失智症的危險性。所以請千萬不要喝太多酒。

另外，不論酒量如何，都不應該在睡前喝酒。

有些人認為喝酒可以助好眠，但這是錯的，更準確的說，睡前酒是妨礙優質睡眠的不良習慣。雖說酒精具有鎮靜、促進睡眠作用，所以喝酒就會想睡覺。可是，就算借助酒的力量讓自己睡著，但睡眠品質會明顯下降。

由於酒精會強行控制腦部的作用，所以當酒精被分解、排出體外後，睡眠會變淺而容易清醒。

此外，有人喝得爛醉，在睡著後會不斷呼嚕呼嚕的打鼾聲。這是因為酒精導致喉嚨周邊浮腫，使呼吸道變得狹窄。甚至，在睡覺期間，呼吸肌肉鬆弛，導致呼吸道狹窄。因此就容易引起阻塞型睡眠呼吸中止症。

因呼吸停止，人體呈現低氧狀態，於是交感神經緊繃，刺激腦部的覺醒中樞。簡單來說，身體為了再次呼吸，硬是把大腦喚醒。就算本人沒有自覺，腦部也會在中途醒過來好幾次，所以沒辦法進入深層睡眠。結果，白天就會產生強烈的睡意或疲勞感。

近幾年也有研究報告陸續指出，睡眠呼吸中止症不僅會導致失眠，也會引起夜間高血壓或代謝症候群。

飲酒請僅止於消除一天疲勞的程度，適量享用就好。

睡前兩小時洗澡，睡意自然就來

體溫與睡眠息息相關。人有個特性，當體溫從高溫急遽下降，會開始感到困倦。只要利用這點，善用泡澡，就能幫自己更順暢的入睡。**泡澡以就寢前兩小時最適當。**

泡澡時，溫熱的水能讓血液循環變得更好，使身體的深層溫度（按：內臟、腦部的溫度）暫時上升。之後，經過一段時間後，熱氣會從皮膚的表面散去，體溫就會下降。

體溫下降的時間，褪黑素正好開始分泌，這個部分就是重點。

褪黑素本身也具有使體溫下降的作用，因此，只要配合皮膚的散熱時間，體溫就會一口氣下降，睡意自然就會來臨。

生理時鐘小常識四

孩子愛賴床？不是懶散，是時鐘基因出問題

近年來，小孩子蹺課或足不出戶等問題十分嚴重，其中有許多案例也與睡眠障礙息息相關。

據研究幼兒睡眠障礙的第一把交椅三池輝久醫師表示，大約有八〇%的蹺課兒童有名為「睡眠相位後移症候群」（delayed sleep phase syndrome，簡稱DSPS）的睡眠障礙。生理時鐘錯亂也是原因。

所謂的睡眠相位後移症候群，是想睡的時間和清醒的時間比平常大幅往後推遲，進而產生睡眠障礙。典型的案例是，傍晚至夜晚之間十分清醒，凌晨十

二點之前睡不著，直到深夜兩至六點才入睡。一旦睡著就會睡上十小時以上，但因為睡眠品質不好，所以清醒期間會產生睡意、頭痛、倦怠感等。

就算早上硬是叫醒小孩，孩子還是會因為異常嗜睡等問題而無法專心讀書。這種狀態會慢慢惡化，當出現明顯症狀後，精神方面也會變得不穩定，情緒也會變得易怒。另外，也會發生自閉的情況。

當孩子陷入這種狀態時，周遭的成年人會單純的認為並責怪孩子態度散漫。但其實這是 Period 3 時鐘基因異常所導致。所以，不是光靠努力就可以改善，必須進一步治療才行。

為什麼孩子的生理時鐘會錯亂？

以成年人來說，需要的睡眠時間有個人差異，並非簡單一句「應該睡幾個小時」就能一概而論。可是，處於成長期間的孩子，每天都應該睡足八至十小時。因為生成肌肉、修復基因損傷的生長激素，是在睡眠期間分泌出來的。孩子的睡眠時間太短，生長激素就會分泌不足，造成發育方面的障礙。

睡眠會以九十分鐘的週期，重複非快速動眼睡眠和快速動眼睡眠。在非快速動眼睡眠期間，和緩腦波較多的最淺層睡眠稱為慢波睡眠。在這種慢波睡眠的時期，生長激素的分泌會增加最多。

在約九十分鐘的睡眠循環中，在第一次循環，也就是入睡後的三十分鐘至一小時期間，出現的慢波睡眠是最深層的，生長激素的分泌會在這個時段達到高峰。生長激素的分泌會持續到早上。

那麼，應該讓孩子幾點睡才好呢？

首先，最重要的是早上大約在六點至七點的固定時間起床。如果是五歲至六歲的幼童，請讓孩子在起床的十小時之前，也就是晚上八點，最晚在晚上九點前上床睡覺。國小生及國中生至少要睡滿八個小時，所以應該在晚上十點前就寢。

父母親的夜生活型態是導致孩童睡眠不足的最大主因。

剛出生的嬰兒，一整天都在睡覺，幾乎沒有所謂的晝夜節律。出生約經過兩個月後，就會出現比二十四小時更長的節律，但還沒有太過明顯。例如，下班回家的父親，如果為了看小孩的睡臉而打開電燈，光是這樣的動作，就會使孩子的生物節律錯亂，產生日夜顛倒的情況。

生物節律的完成時間約在五歲後。在那之前，讓孩子習慣早睡早起是非常重要的。若要促進孩子的健全發育，早睡早起，讓孩子有足夠的睡眠時間維護生物節律，比任何事都來得重要。為此，請父母留意這三點：

- 早上在固定的時間起床。從起床時間往回推算，讓孩子在起床的八至十小時前就寢。
- 晚上嚴禁電視、遊戲、電腦、手機。
- 讓孩子吃用心準備的豐盛早餐。

失眠時的十五項自檢表

怎麼樣都睡不著時，請透過以下十五項失眠對策來自我檢測。如果有哪個項目是自己沒有做到的，稍微修正一下。應該就能有好眠。

1. 睡眠時間因人而異。只要白天有滿滿活力就夠了

有人只要有四至五小時的睡眠就足夠了，也有人需要睡超過十小時。每個人需要的睡眠時間各不相同。

雖說睡七至八小時最理想，但人所需要的睡眠時間，會隨著年齡增加而變短，也會

因季節而改變。在秋冬期間，當日照時間變短後，人的睡眠時間就會變長；春夏時，睡眠時間則會縮短。

需要多少睡眠，腦部的睡眠時鐘會調整。一旦滿足所需的睡眠時間，之後就是淺眠罷了。就算只有極短的睡眠（如午休小憩），只要白天能有好的狀態，就足夠了。

2. 調整睡眠環境

讓自己好入睡的基礎，是在短時間內使腦部溫度下降。例如，寶寶開始睡覺時，手腳會逐漸變得溫暖。那是因為腦部的血流量減少，而降低使腦部溫度。成年人也一樣，只要讓身體產生相同現象，就能輕鬆入睡。可是，成年人會因為壓力而使手腳的血管收縮，導致血液循環變差，所以很難像嬰兒那樣手腳變暖。

最快的方法就是泡澡。泡澡之後，身體表面的血液循環會變好，手腳、胸部也會變得溫暖。但如果泡澡水太燙，反而會讓交感神經緊繃，導致血管收縮。

慢慢泡澡後，血液循環會變好，大約排汗十五分鐘後，接下來的兩個小時，體溫就會開始慢慢下降。這時上床睡覺，就能快速入睡。

睡眠荷爾蒙褪黑素能調整生物節律，讓人進入深層睡眠。如果不把房間的電燈關掉，褪黑素就不會分泌。有電視、電腦等刺激腦部的環境，也不會分泌褪黑素。寧靜且漆黑的環境，正是調整睡眠的基本。依居家環境加裝偏厚的窗簾，也不失為一種方法。

也有必要處理環境音。我們的身體對突發性的聲音特別敏感。即便是打開電燈開關的微弱聲響，心理上仍會產生強烈聲響的感受。廚房的流水聲也會影響到睡眠。

室溫調節也很重要。人體在夏季呈現高溫，冬季呈現低溫。所以若要有舒適的睡眠，必須依季節調整室溫。對溫度的感受有年齡差異，當然也會因性別而有不同。

一般來說，最適合睡覺的室溫是攝氏十八度至二十三度。夏季的冷氣設定成攝氏二十四度，冬季設定成攝氏十八度是最恰當的。

對於那些因為腳很熱而睡不著的人來說，降溫足部也能達到好眠效果。把冰涼墊鋪在腳邊也不失為一種方法。也可以用電風扇的微風吹腳。讓頭部降溫也有好眠效果。

睡衣也要多加費心。人一天當中，睡覺時流汗最多。因此，**建議挑選具保溫效果且透氣的睡衣。**

棉被也會影響睡眠。有時起床仍會感到疲憊的原因，就只是因為棉被太重。

床墊的硬度也很重要。以臀部不會下沉的款式尤佳。而高齡者的背部與臀部的肌肉較少，所以要選擇具有一定緩衝效果的床墊。原則上，下壓床墊後，大約下沉約三公分的款式尤佳。人因體型或肌肉狀態而有不同，重點是選擇符合自己的款式。

床鋪的寬度至少要有九十公分以上。因為人一晚會翻身十幾次。在低於九十公分的床鋪上翻身，有時身體會超出床鋪，這麼一來，就無法好好睡覺。

最後是枕頭，這也是影響睡眠品質的原因之一。有人喜歡較高的枕頭，也有人喜歡柔軟、塌陷的枕頭，每個人的喜好各不相同。一般來說，應該選擇不會造成頸部骨骼壓力為主，以避免影響到頭部的血液循環。

3. 睡眠較淺時，不如試著晚睡早起

長期為失眠所苦的人，躺在床上怎樣都睡不著的想法會一直在腦中迴盪。因此，每當接近就寢時間，就會產生強烈的不安感受，害怕這次是否又失眠，結果反而變得更加清醒。這種情況被稱為條件失眠。

若要斬斷這種惡性循環，不如直接晚睡早起，減少躺在床上的時間。因為只在必要的時間上床，反而能夠提高熟睡感。

等到晚睡早起提高熟睡感之後，再慢慢逐次增加十五分鐘的上床時間。最後，只要能夠達到目標時間，失眠問題自然會消失。

4. 睡前的放鬆時間

逐一嘗試幫助好眠的各種方法。例如，閱讀、聽舒適的音樂、泡溫熱浴、冥想、瑜

伽、香氛等，都很不錯。

你也可以做肌肉鬆弛訓練、自體訓練（按：不使用健身房的硬體器材，甚至透過自身體重來作為重量訓練）等方式也很有效。不過，必須有專門醫師的指導。

5. 就寢四小時前避免咖啡、茶及導致胃酸分泌不足的飲食

咖啡因具有喚醒作用，會影響睡眠。這種作用會在喝了咖啡或茶之後的二十至三十分鐘後出現，有時效果甚至會持續五小時。**因此，苦於失眠的人，在睡前四至五小時，不要喝或吃含有咖啡因的東西**。包括咖啡、綠茶、紅茶、可可、營養飲品、可樂、巧克力等，都含有咖啡因。

此外，如果宵夜吃太多，也不容易入睡，且降低睡眠品質。有時半夜還會屢屢清醒。因為在消化不完全的狀態下上床睡覺，原本應該睡覺的時段，腸胃卻依然處於活躍。蛋白質或脂肪過多的飲食，會妨礙睡眠。

若因空腹而睡不著時，可以喝杯牛奶或是吃點輕食。

6. 就寢前一小時避免吸菸。中途清醒時，也不要吸菸

吸菸有礙健康，不過，還是有一些對策能幫助失眠的癮君子。香菸所含的尼古丁

（nicotine）作用於交感神經，會妨礙睡眠。開始吸菸的同時，交感神經的活動會增多，導致無法入睡。其效果最長可持續兩小時之久。香菸也具有使心臟血管變細的作用。睡前的一根菸，正是導致狹心症或心律不整的原因。請多加謹慎。

7. 有睡意再上床

有件很有趣的事，**通常，上床睡覺的二至四小時之前，正是一天當中最睡不著的時段**。就算比平常更早上床睡覺，還是遲遲無法入睡，便是因為如此。想睡的時間會因當天的活動量或季節而改變。因此，不需要過分拘泥於非得在哪個時間睡覺，想睡再上床睡，才是獲得健康好眠的祕訣。

越是逼自己睡，腦袋反而更加清醒，更睡不著。這種時候，不如暫時離開被窩，看書或聽音樂，等到真的有睡意時再回到床上。

8. 每天早上在同一時間起床

就算上床睡覺的時間會因為當天情況而改變，仍要在相同時間起床，這是解決失眠問題的基本方針。

每天在同一時間起床，然後晒太陽，就能重置生理時鐘，身體的節律便與地球自轉的節律一致。當晚就會在時機絕佳的時刻分泌大量的褪黑素，以獲得舒適好眠。

9. 起床時，拉開窗簾，充分照射明亮的陽光

起床後的明亮陽光會刺激視網膜的視黑素細胞，調整生理時鐘。對於調整正確的生物節律來說，早上的明亮陽光是最有效的方式。下午的陽光則沒有效力。

起床後，盡早照射陽光是最有效調整生理時鐘的方法。照到第一道光後，身體會在十五至十六小時產生睡意。例如在早上七點晒太陽，晚上十點至十一點間就會想睡。

10. 在正中午至下午兩點之間午睡，然後睡二十至三十分鐘就好

十二小時節律也是生物節律之一。白天的睡意是健康身體所發出的信號。養成良好的午睡習慣，以避免搞錯睡眠時間和長度。

11. 規律的三餐飲食和適度的運動習慣

早餐是幫腦部補充能量的必要一餐。**就像是補充睡眠期間所消耗的葡萄糖，早上攝取醣類（米飯或麵包）是非常重要的。**養成規律攝取早餐的習慣後，腸胃會在早餐的一小時前開始變得活躍，以迎接清醒的早晨。

在白天運動會增加肌肉或腸胃製造出的褪黑素，所以能獲得深層睡眠。散步、體操、慢跑或游泳約三十分鐘，讓身體出汗就夠了。務必養成每天規律輕運動的習慣。

12. **治療睡眠期間的嚴重打鼾、腳部痙攣、不寧腿症候群**

睡眠呼吸中止症會引發各種生活習慣病。打鼾嚴重的人，必須檢查看看是否罹患睡眠呼吸中止症。腳部痙攣、不寧腿症候群（restless legs syndrom，因腦內多巴胺失調，使患者睡覺時，常腿部痠疼、發麻等）也建議尋求睡眠專科醫師的診療。

13. **就算充分睡眠，白天仍嚴重嗜睡時，請洽詢醫師**

白天嚴重嗜睡、週末比平日多睡三小時以上，這些人都屬於睡眠不足。即便睡眠時間十分足夠，仍可能無法獲得深層睡眠。可能隱藏著睡眠呼吸中止症等需要治療的疾病，這個時候，請向醫師洽詢。

14. **代替安眠藥的睡前酒是失眠的根源**

嚴禁用酒精代替安眠藥。萬一變成習慣，飲酒量就會不自覺增多。

15. 只要依照醫師指示正確使用，安眠藥就是安全的

剛開始吃安眠藥雖然很有效，但之後卻逐漸失去效用。有人說這是藥物成癮所致。雖說這未必是錯誤的，但只要遵照醫師指示，正確服用，安眠藥其實比酒精更加安全。

如果不理會失眠問題，短暫性失眠就會演變成慢性失眠。長期失眠也會導致生活習慣病或癌症等。為避免罹患嚴重疾病，需要正確服用安眠藥。

第四章

起床後十小時，最適合運動，不是起床後

想擁有健康身體，就不能缺少運動。**運動能刺激肌肉**，肌肉會**分泌出名為肌肉激素**（myokine，源自肌肉的調節因子）。據說肌肉激素能降低血糖值與血壓，具有增進健康、延長壽命的效果。

運動改變基因的好壞

肌肉激素會刺激腦部的海馬迴，提高記憶力。透過運動，骨骼和軟骨會受到刺激，所以只要不是太過激烈的運動，就能增加骨骼密度，預防骨質疏鬆症。另外，受到軟骨的保護，膝關節與髖關節的軟骨細胞，就會更有活力。

近年來，分子生物學越加進步，使健康醫學快速發展，為運動學帶來了典範轉移（paradigm shift，典範，指在一研究社群裡，為各個會員分子所認同接受的整體性信念、價值。典範轉移，指的是在信念或價值或方法上的轉變過程）。

第一項是運動對基因的作用。

運動能把不好基因轉變成適當的好基因。已有研究證實，透過運動，垃圾DNA會在表觀遺傳學（epigenetics）的過程產生作用，改變基因體的型態。結果，基因表現

（gene expression）就會產生變化，良好基因便會逐漸增多[40、41]。

例如，步行或輕度慢跑會影響腦細胞的海馬迴、額葉、杏仁核等部位（見一三八頁圖），可增強記憶力、預防腦部老化、減緩抑鬱情緒，就不會產生憂慮或焦慮。且會長時間維持效果，甚至被孩子或後代子孫繼承。

第二項是運動對生理時鐘的作用。

肌肉激素會作用於肌肉中的時鐘基因BMAL1，把錯亂的生物節律，重新調整成具有適當週期長度（二十四小時±〇·四小時）的生物節律[42]。

另外，肌肉激素不光只作用於肌肉，同時也會作用於體內細胞的各種荷爾蒙，找回健康的身體與心靈。像抑制造成抑鬱心情的壞荷爾蒙犬尿胺酸（kynurenine，簡稱KYN），釋放壓力。或多分泌鳶苷（iridin）提高腦部活動力，以改善健忘，並預防阿茲海默症[43、44]。

和肌肉激素相同，因為運動而在血液中增加的乳酸，也會作用於垃圾DNA，把不好的基因轉變成好基因。例如，活化使腦部運作更加良好的食慾素（orexin），藉此提高工作效率。

另外，運動會刺激胰臟、肝臟、腎臟、脂肪組織，增加胰島素、犬尿胺酸、飢餓素（ghrelin）等荷爾蒙。食慾素等荷爾蒙會作用於生理時鐘，調整晝夜節律的一日長度，將節律重新調整成符合當天的長度。然後，調整符合當天睡眠與喚醒的節律[45、46]。

除此之外，肌肉激素會與缺氧誘導因子（hypoxia-inducible factor 1- alpha，簡稱HIF－1α。於第六章詳述）對話，更加強而有力的重新塑造生理時鐘，並修復節奏強烈的龐大晝夜節律[47]。

40 Fernandes J, Arida RM, Gomez-Pinilla F. Physical exercise as an epigenetic modulator of brain plasticity and cognition. Neurosci Biobehav Rev. 2017; 80:443-456. doi: 10.1016/j.neubiorev.2017.06.012.

41 ネッサ・キャラリー（中山潤一訳）ジャンクDNA：ヒトゲノムの九八%はガラクタなのか?丸善出版，東京，pp. 412。

42 Ehlen JC et al. Bmal1 function in skeletal muscle regulates sleep. Elife 2017,6.

43 Agudelo LZ et al. Skeletal muscle PGC-1alpha1 modulates kynurenine metabolism and mediates resilience to stress-induced depression. Cell 2014; 159: 33-45.

44 Lourenco MV et al. Exercise-linked FNDC5/irisin rescues synaptic plasticity and memory defects in Alzheimer’s models. Nature Medicine 2019; 25: 165-175.

45 Clasadonte J et al. Connexin 43-mediated astroglial metabolic networks contributes to the regulation of the sleep-wake cycle. Neuron 2017; 95: 1365-1380.

46 Kaasik K et al. Glucose sensor O-GlcNAcylation coordinates with phosphorylation to regulate circadian clock. Cell Metab 2013; 17:291-302.

47 Peek CB et al. Circadian clock interaction with HIF1alpha mediates oxygenic metabolism and anaerobic glycolysis in skeletal muscle. Cell Metab 2017; 25: 86-92.

運動學也有典範轉移：改變基因

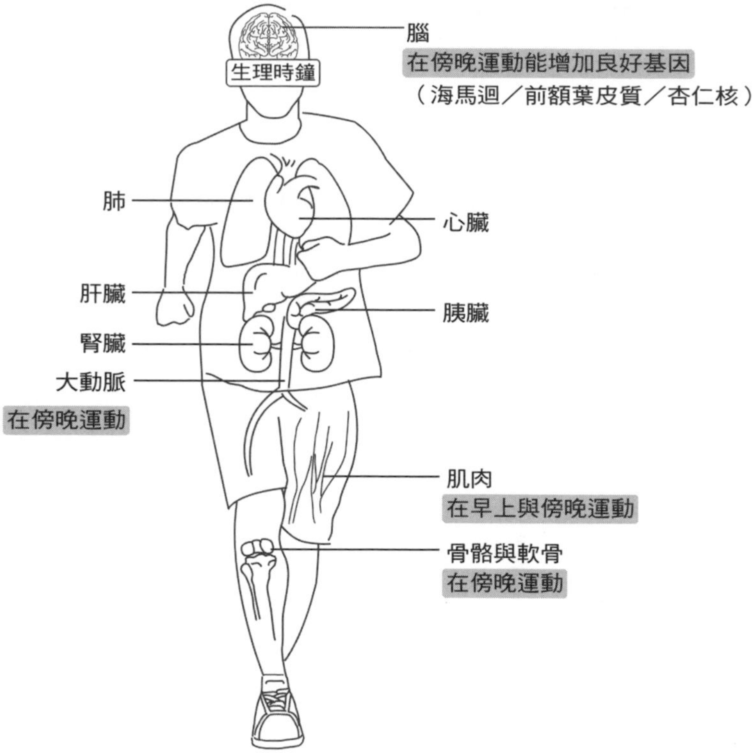

運動可以全面提升生理時鐘的作用，不光是肌肉、骨骼，同時也會作用於腦部、心臟、腎臟、血管、胰臟、肝臟、腎臟等，讓身體分泌各種物質，並改變基因。透過運動，垃圾 DNA 會產生作用，改變基因體的型態或者是基因表現。結果就能增加良好基因，提高健康力與效率。

生理時鐘小常識五

憑直覺看透真實

專攻癌症的內科醫師兼研究員的辛達塔・穆克吉（Siddhartha Mukherjee），在二〇一五年出版《重新認識醫學法則》（*The Laws of Medicine*）[48]。他在書中寫下這一段話：「強烈的直覺比不明確的測試要有效多了。」因為辛達塔認為，應該靠直覺看透真實。若想看透肉眼無法看見的本質，絕對沒有任何方法，能戰勝以經驗為依據的敏銳直覺。尋常的檢查既不敏銳也不夠準確。

若要提高效率，就必須培養看透真實的能力。

運動有益健康。李奥納多・達文西（Leonardo Da Vinci）分享了保健祕訣[49]：「運動輕度就好。輕度的運動可以使全身的血液循環變得更好，讓身體

48 シッダールタ・ムカジー著、野中大輔訳。不確かな医学。朝日出版、東京、二〇一八，pp.133。
49 桜川 Da ヴィんち・超訳ダ・ヴィンチ，ノート？飛鳥新社、東京、二〇一九。

能輕易的排出疲勞物質。」

早起困難，就借助科技產品幫忙

「早上起床後，需要多注意。」聽到這句話，或許有人會想：「既然如此，就過夜生活。」、「還好我每次都睡到中午。」這些都是錯誤的想法。就算早上是需要注意的時刻，並不代表賴床就是好的。因為若要確實管理生理時鐘，就必須早起。

不擅長早起的人，也可以利用各種創意商品。例如，有一款名為「Dr. Light」的時鐘，會逐漸發出趨近於自然光的光，將人自然喚醒。

手機也有一種應用程式，叫「身體時鐘WM」（からだの時計WM，無中文版）。它能告知使用者，是否生活節律錯亂，且為了讓使用者充分發揮身體原本的能力，而指導如何規畫最佳的二十四小時，像是告知最適合的晚餐時間、睡眠時間等，宛如生物節律顧問。

應用程式提示的最佳起床時間是上午六至七點。

早上散步三十分鐘最健康

就有益健康的習慣來說，散步和慢跑是最受歡迎的項目。適度的運動能為健康帶來正面的影響。

有些人會選擇在早上散步或慢跑，自然也有人會選擇在傍晚或晚上。其實，在不同時間運動，可期待的效果也不太一樣。

就調整生理時鐘的意義來說，能照到陽光的早晨是最有效的。就算是陰天，仍有十足的效果。據說亮度超過二千五百勒克斯，能重置生理時鐘。在日本，即便是陰天，在室外的自然光下，亮度仍然有一萬勒克斯。如果是晴天，上午十點的陽光是六萬五千勒克斯，夏天的中午時段更有十萬勒克斯以上的亮度。

順道一提，儘管光線十分重要，也不需要長時間的照射強烈陽光。否則可能紫外線會造成傷害或引起中暑；陰天的陽光只要照射三十分鐘，就夠了。

不過，如果運動以鍛鍊身體為目的，就不太適合在早上進行。

身體能力有一整天的節律。起床之後，肌肉會有一段時間比較僵硬，如果直接運動，容易產生疲勞，反而無法發揮出相對應的運動能力。**起床後的十小時後是運動能力最高的時段**，也就是傍晚至晚上。

運動能力與體溫節律有著深厚的關係。通常，早上身體深處的體溫是最低的，之後會逐漸上升，然後在傍晚至晚上之間達到最高。隨著體溫的上升，肌肉的強度或柔韌性、心肺能力、瞬間爆發力等，與運動相關的各種能力都會逐漸提升。

實際上，在大部分的運動中，運動選手在下午五點後的表現都會比較好，夜間訓練會比早上更能提高肌力。

例如，許多人在黎明時分出門打高爾夫，但事實上，在較晚的時間開始打球，反而會比較好。因為人類的身體在下午兩點至下午五點，握力變得較強。**下午前往球場更能確實緊握球桿，便可望獲得更好的成績。**

此外，我不推薦太晚運動。因為神經緊繃的狀態會妨礙入睡。安排運動行程時，也要評估就寢時間。

綜上所述，早上做廣播體操或散步等輕運動，傍晚至夜晚之間做能鍛鍊身體的運動，是最理想的。

相較於運動，早上請把重點放在照到陽光。打開窗簾，讓陽光灑進房內，如果亮度不夠，就打開電燈。然後做廣播體操或簡單的伸展運動，光是這樣就能調整生理時鐘。

上午十一點步行十分鐘，提高效率又能燃脂

為糖尿病或中度以上肥胖（見下頁表）、睡眠呼吸中止症而苦惱的人，可以透過上午十一點之後的步行，改善上班時的睡意或工作幹勁的低落。

最有效率的運動時間不是傍晚，而是午餐前的時段。因為這個時段裡，胰島素降低血糖的效果提升。血糖下降後，自律神經的作用便能獲得調整，活化免疫力和荷爾蒙。然後，生理時鐘的作用也會變強，於是提高工作的效率。

上午十一點後步行（有氧運動），燃燒內臟脂肪的效率是最好的，只要十分鐘左右就很夠。對於憂心體重問題的商業人士來說，這麼做能有效預防並消除內臟肥胖問題。只要堅持每天做，能更進一步提高效果。

在傍晚運動和吃對晚餐，能預防骨質疏鬆症

骨骼會透過每天溶解老舊部分（骨吸收），並製作全新骨骼（骨形成），不斷代謝重生。血液中的骨骼成分（鈣和磷）會在白天增加，夜間減少。也就是說，骨骼會在白天溶解，流進血液裡面，並在夜間製造出全新的骨骼。透過節奏性且均衡的反覆作用，

世界衛生組織（WHO）建議以身體質量指數（BMI）來衡量肥胖程度，計算公式如下：

BMI = 體重（公斤）／身高^2(公尺)

	BMI	腰圍（公分）
體重過輕	BMI ＜ 18.5	
正常範圍	18.5 ≦ BMI ＜ 24	
異常範圍	過重：24 ≦ BMI ＜ 27 輕度肥胖：27 ≦ BMI ＜ 30 中度肥胖：30 ≦ BMI ＜ 35 重度肥胖：BMI ≧ 35	男性：≧ 90 公分 女性：≧ 80 公分

就能維持一定的骨量。

如果因某些理由，導致骨骼溶解的作用大於骨骼製造的作用，就會引發骨質疏鬆症——骨骼成分（骨量）減少，進而引起結構脆弱的障礙。

當生理時鐘失調，導致生物節律錯亂，就會使骨骼的吸收和形成失衡，導致骨質疏鬆症。

骨形成和吸收的二十四小時節律，與時鐘基因Period1、Period2、Cry1、Cry2、BMAL1有關。只要任一種時鐘基因發生功能異常，就會出現骨質疏鬆症。

預防骨質疏鬆症的重點分別是營養、運動和陽光。

在營養方面，鈣和維生素D最為

重要。攝取適量的優質蛋白質、維生素C、維生素K，也十分有效。重點是，透過日常飲食，均衡攝取必要營養素。

骨骼的形成在晚上，因此，晚餐十分重要。充分攝取比較好吸收的食物，如含鈣乳製品、維生素D豐富的魚或香菇、維生素K豐富的納豆或綠黃色蔬菜等。至於速食食品、鹽分、酒精、吸菸、咖啡因都會抑制鈣的吸收，所以要多加注意。

運動對強化骨骼來說也十分重要。只要透過運動給予骨骼適當的刺激，就能在強化骨骼的同時，增強肌力，防止摔倒或骨折。就骨質疏鬆症的運動療法來說，步行或能鍛鍊下半身的體操，都是不錯的方法。我也推薦高齡者，透過在游泳池內（水中）步行來鍛鍊，因較能減少對關節的負擔。

第三種是適度照射太陽光。充足日晒，可以促進體內維生素D的合成，提高骨骼吸收鈣的作用。早上做廣播體操或到戶外步行等，不僅具有調整生理時鐘的效果，同時也能預防骨質疏鬆症，可說是一舉兩得的良好習慣。

骨質疏鬆症的藥也有陷阱

據說，肥胖的人比較不會骨折，因為他們像隨時背負著重物走路一般，所以骨質會變得強韌。另一方面，游泳選手因在重力較低的水中環境反覆練習，相對其他人，體重施加在身體上的時間相對少。所以，股骨頸的骨密度較低[50]。

太空飛行員如果在國際太空站停留太久，骨量就會減少。因為在宇宙空間的微小重力環境下，骨骼會逐漸溶解。因此，最近太空飛行員在外太空執行任務的同時，都會服用名為雙磷酸鹽（bisphosphonate，簡稱 BP）的藥物，藉此治療骨質疏鬆的問題。這種藥能減少白天骨骼溶解量。在臨床醫學上也被視為預防骨質疏鬆的一線藥物，使用率十分頻繁。

可是，有個部分必須注意：雙磷酸鹽能有效預防股骨頸部等部位的骨折，但是，卻增加骨幹骨折的風險。因為雙磷酸鹽會阻斷白天和夜晚二十四小時循環的骨骼交替（骨骼代謝的循環），因此，就會形成只有老舊骨骼的脆弱骨骼。

因此，與其仰賴藥物，提高運動與睡眠品質的生活治療才是根本。

運動能加強記憶力

運動能大幅刺激腦部海馬迴的神經細胞[51]。**海馬迴萎縮的代表性疾病是阿茲海默症，換言之，運動能增進記憶力。**運動能增加腦源性神經營養因子（brain derived neurotrophic factor，簡稱ＢＤＮＦ），豐富腦神經細胞的作用。據說，加快神經細胞之間的交流，便能提高記憶力[52]。

運動會刺激肌肉增加肌肉激素。肌肉激素含有白細胞介素６（interleukin-6，簡稱IL-6）、類胰島素生長因子－１（insulin-like growth factor 1，簡稱ＩＧＦ－１；在肝臟或骨骼肌等產生，作用與胰島素類似的荷爾蒙），以及血管內皮生長因子（vascular endothelial growth factor，簡稱ＶＥＧＦ）等，具有提高免疫力、抑制癌細胞、改善糖尿病、提高血管力、預防動脈瘤的效果。

散步或跑步等全身性訓練、持久性的運動，可以有效刺激海馬迴，增進記憶力。建議以三十分鐘為標準，快步走或慢跑程度的非劇烈運動[53]。

阻力運動（resistance training，簡稱ＲＴ）也很有效[54]。所謂的阻力運動，是指反

---

50 Taaffe DR, Snow-Harter C, Connolly DA, Robinson TL, Brown MD, Marcus R. Differential effects of swimming versus weightbearing activity on bone mineral status of eumenorrheic athletes. J Bone Miner Res. 1995; 10(4): 586-593.

51 van Praag H et al. Proc Natl Acad Sci USA 1999; 96: 13427-13431.

52 Wrann CD et al. Cell Metab 2013; 18: 649-659.

53 Soya H et al. Biochem Biophys Res Commun 2007; 358: 961-967.

54 Di Liegro CM et al. Genes 2019; 10: 720. doi:10.3390/genes10090720.

覆收縮肌肉，以抵抗外來阻力的動作，藉此提高肌力的運動。例如，運用自身重量的深蹲、伏地挺身、以膝蓋彎曲呈直角的仰躺姿勢，將腰部抬起，以訓練背部肌群的訓練，這些都算是阻力運動。

工作太過忙碌，無法刻意安排時間運動的人，我建議採取五到十分鐘左右的高強度間歇訓練（high-intensity interval training，簡稱ＨＩＩＴ）。例如盡全力做波比跳（burpee jump，見一五〇頁圖）二十秒，然後休息十秒。以這樣的動作為一組，重覆做五到八組數。

因為能大幅增加活化腦部、提高記憶力和觀察力的ＢＤＮＦ，所以只要巧妙利用工作空檔進行該訓練，能提高工作效率[55]。

運動之後，腦部的血液循環會變好，血液量也會增加。如此一來，不光是腦部的神經細胞，腦部神經膠細胞的作用也會變強，使自律神經力獲得調整。據說仰躺或側臥姿勢的運動能有更高的效果，所以請試著挑戰各種姿勢的阻力運動。當身體調整好自律神經，得到滿滿的活力之後，應該能提高運動後的工作效率[56]。

早晚輕運動，緩解慢性疼痛

在廣泛領域出現慢性疼痛的疾病，都屬於慢性疼痛（chronic Pain）例如，全身的肌肉或關節持續疼痛、腰部疼痛，或是顳顎關節症候群（temporomandibular joint disorder，簡稱 TMD）等。

就特徵來說，大多會伴隨下列症狀：

- 肌肉、關節等深層組織疼痛。
- 全身或身體兩側都有痛覺敏感的問題。
- 抗憂鬱藥和抗痙攣藥物可能有效舒緩。
- 常有憂鬱或睡眠障礙等問題。
- 壓力導致症狀惡化等。

55 Mavros Y et al. J Am Geriatr Soc 2017; 65: 550-559.
56 Mueller PJ et al. Clin Exp Pharmacol Physiol 2007; 34: 377-384.

波比跳

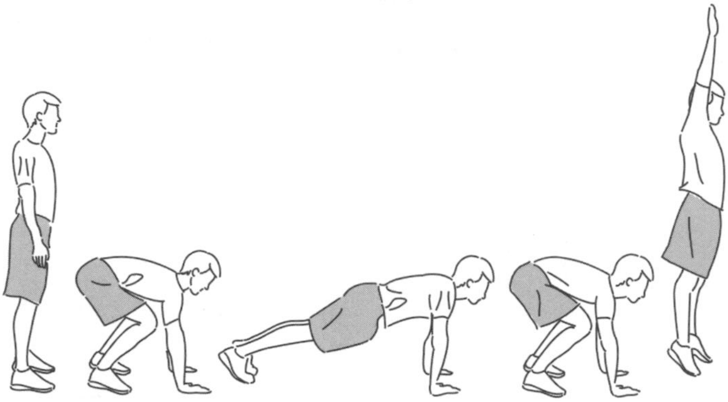

雙腳打開，與肩同寬，一邊往下彎，雙手貼地。將雙腳往後伸展，再次把腳拉回，往上跳。20 秒做一組，共做 5 到 8 組，這就是能在短時間內提高效果的間歇訓練。

人們認為慢性疼痛的原因，是腦部的預設模式網路產生變化，腦部作用失去了平衡所導致[57,58]。

在日本，有一三・四%的人口，也就是約一千七百萬人有某些慢性疼痛的問題。依年齡類別來說，尤其以五十歲以上的人居多，性別方面則是女性居多。

疼痛的資訊會傳遞到前扣帶迴皮質（anterior cingulate cortex）以及腦島皮質（insular cortex）等，與疼痛情緒、不舒適有關的腦部領域。此外，也會進入杏仁核和下視丘的路徑。也就是說，疼痛的資訊會在腦中巡迴（見一五二頁圖）。

慢性疼痛的關鍵字是表觀遺傳學。細胞核裡面有染色體，基因會在其中折疊盤繞。遺傳信息是以核酸序列（nucleic acid

sequence）編寫而成，一旦序列不同，就會引起各種疾病，體質也取決於此。

另一方面，有時也會出現核酸序列沒有改變，基因表現卻出現變化的情況。因為基因的開關，會隨著環境或經驗而開啟或關閉。例如，當名為甲基（methyl group）的化合物，引起DNA的甲基化，基因表現就會受到抑制。

所謂的表觀遺傳學，就是指基因表現的控制，不涉及基因的核酸序列變化。以「教養勝過家世」這句話來說，家世就是指核酸序列，教養則是指環境。

疼痛會因為壓力或憂鬱而變得強烈，反之，疼痛也會因療癒、笑容、玩樂等而減輕。這種心理感受，就是基因表現改變的一種。

慢性疼痛的最有效方法是運動療法。快步走等運動，可減輕疼痛。不會太過強烈的運動最有效，只要運動數天，就能減輕疼痛。

即便是因為忙碌而無法每天定期運動的人，只要減少坐著的時間，增加日常生活的

57　Senba E, Okamoto K, Imbe H : Brain sensitization and descending facilitation in chronic pain states. In : Wilke WS (ed) : New Insights into Fibromyalgia. INTECH, Rijeka, Croatia, pp19–40, 2013.

58　仙波恵美子：痛みが慢性化する脳メカニズム，神経内科 78 : 348–360，二〇一三。

與慢性疼痛相關的大腦部位

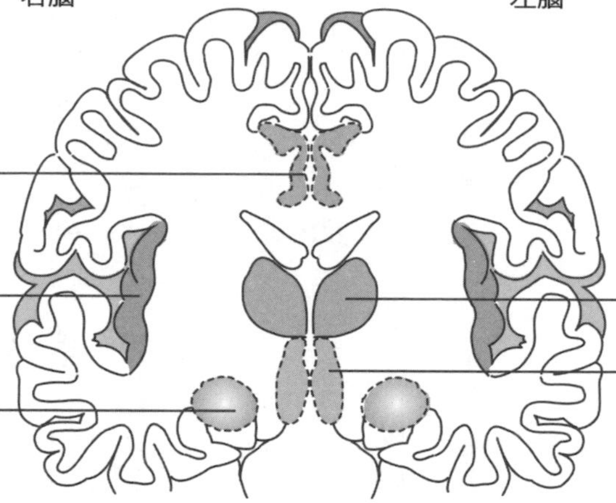

全身肌肉或關節持續慢性疼痛的原因在於腦部——因腦部的預設模式網路失調，導致前扣帶迴皮質、腦島皮質、杏仁核、下視丘失衡。消除慢性疼痛的最有效辦法就是運動。快走或水中步行等，不會太過劇烈的運動，就能展現成效，只要運動數天，就能減輕疼痛。

活動量，就能恢復舒緩疼痛的腦部網路，進而抑制疼痛[59、60]。

每週至少步行五十分鐘，改善動脈瘤問題

有不少人做了腹部超音波檢查之後，被醫生說：「主動脈有動脈硬化的現象。」、「似乎有點動脈瘤的跡象。」

營養過剩、運動時間不足，可說是現代人的日常。除了高血壓或糖尿病之外，腹部的主動脈瘤（aortic aneurysm，指主動脈的血管因血管壁的異常而出現的擴張）也是相當常見的生活習慣病。

高血壓或糖尿病等生活習慣病使免疫力失衡，進而導致局部主動脈產生動脈硬化的問題。動脈硬化問題最容易出現在腹部主動脈，首先，那個部位會開始發炎。然後，發炎介質（inflammatory mediator）會集中攻擊那個部位，使傷口逐漸擴大。於是，免疫

59 McLoughlin MJ, Stegner AJ, Cook DB : The relationship between physical activity and brain responses to pain in fibromyalgia. J Pain 12 : 640–651, 2011.

60 Ellingson LD, Shields MR, Stegner AJ, et al : Physical activity, sustained sedentary behavior, and pain modulation in women with fibromyalgia. J Pain 13 : 195–206, 2012.

細胞開始聚集以修復傷口。

然而，在免疫細胞跟發炎介質相互較勁後，主動脈壁會逐漸變薄。變得薄弱的動脈會逐漸擴大，最後演變成動脈瘤。我們必須切斷這種惡性循環。

而生活治療，就是讓我們重新檢視睡眠、飲食，以及適當運動等基本的生活方式。過去我曾經嘗試過許多種運動方法：例如，幾乎讓自己喘不過氣的腳踏車運動，我每次騎四十分鐘，每星期騎至少三天。遺憾的是，三個月後的檢查結果顯示，動脈瘤的大小並沒有太大的變化。

於是，我再追加十分鐘的肌力訓練，十二個月後再次前往檢查。雖然心肺功能改善了，但是動脈瘤的大小依然沒有變化。

其實，能讓動脈瘤變小的是輕運動。在每週持續一至兩次五十分鐘步行後，差不多兩個月就看到成效了。然後，在持續運動治療之後，動脈瘤也變得越來越小，兩年之後就完全擺脫動脈瘤。

雖然輕鬆的步行不太能改善心肺功能，但是卻能讓血管變年輕。具體的效果如下：

- 血管內皮細胞分泌出保護血管的荷爾蒙，強化血管。
- 全身免疫力獲得適當活化，內臟脂肪減少。

- 脂肪細胞的作用獲得調整，抗老化荷爾蒙的分泌增多。
- 抗老化荷爾蒙調整自律神經的作用，修復損傷的主動脈壁。

原來並不是盲目的做劇烈運動就可以改善毛病。另外，比起強制且義務性的運動，自發性的運動更有效果。

坐三十分鐘，然後伸展身體

若要提升效率，健康是首要關鍵。

最近受到關注的是久坐。

墨爾本維多利亞大學的研究報告指出，每在電視機面前**持續坐超過一小時，平均壽命就會縮短二十二分鐘**，久坐導致健康惡化因而成為全球熱議的話題[61]。更有令人震驚

61 Shrestha N, Kukkonen-Harjula KT, Verbeek JH, Ijaz S, Hermans V, Pedisic Z. Workplace interventions for reducing sitting at work. Cochrane Database of Systematic Reviews 2018, Issue 12. Art. No.: CD010912. DOI: 10.1002/14651858.CD010912.pub5.

的報告指出，持續久坐的時間越長，罹患糖尿病、高血壓、心臟病、腦梗塞、癌症的風險就會越高。

現在，世界各國都在驗證這項調查。在日本，早稻田大學體育科學學術院的岡浩一郎教授也呼籲，每個人都應該要有正確的坐姿知識[62]。

根據研究指出，持續久坐超過三十分鐘以上，可能對身體造成危害。應該每隔三十分鐘至一小時，中斷工作，起身走動。為此，應該在五分鐘前做好起身走動的準備。看電視的時候也一樣，可以利用廣告時間做一下伸展運動。

維持坐姿時，因為占肌肉約七成的腳部肌肉都不活動，所以血液會滯留，降低體內細胞代謝。因此，我建議可以做提起腳後跟、有節奏的提高下肢之類的運動。也可以做伸展手臂的伸展操，或是讓肩膀上下活動。

就時間醫學的觀點來看，**中午之前、星期一和星期四、第一個星期、夏季和冬季是久坐風險最高**。

坐著時，最好想辦法避免造成腰部或肩膀的負擔。

例如椅子的高度，要選擇坐著挺直腰桿時，雙腳能垂直於地板的高度。腰部向後靠，深坐，採取良好姿勢。然後，**每隔二十分鐘做一次輕運動**。

接下來推薦的運動，在辦公室裡也能做。

用右手按住左肩，把肩膀慢慢往上抬約三秒，然後慢慢往下放。這樣的動作重複三次。接著，用左手按住右肩，做出相同的動作。

接著，把雙臂慢慢往上抬起，伸展後背三秒左右。這個動作重複三次。然後，把雙臂交疊在背後，慢慢擴張胸部三秒，同樣重複三次。

如同前述，即便在工作途中，還是要每隔一小時起身一次。在走動的同時，一邊思考工作的內容，腰部和肩膀也會逐漸變得輕盈，這個時候，肯定會產生新的靈感。

夏季性愛安全又能維持健康

性愛是使夫妻生活圓滿的祕訣之一，但有時卻可能引發心肌梗塞。

性愛所引起的心肌梗塞好發於冬季至春季之間，七至八月的情況最少。這是因為夏季血壓上升的幅度比較小，所以意外就會比較少。

雖然發生意外最多的是五十歲至六十歲的男性，但即便是年輕情侶，仍有在結婚不久後發生心肌梗塞的風險。

62　岡浩一郎：「座りすぎ」が寿命を縮める。大修館、東京、二〇一七，pp.167。

進行性行為時，血壓會比平時上升一百二十毫米汞柱，甚至可能超過兩百毫米汞柱。脈搏數也會增加，超過一百次，因此，即便只有數分鐘的血壓上升，仍可能觸發心肌梗塞或腦出血。性行為對象是外遇對象或年輕對象時，血壓更會異常攀升，所以必須多加注意。

雖說性行為會導致血壓上升，但畢竟只是暫時性上升。達到性高潮之後，就會恢復成平穩且滿足的心情。因為不論性別，人都會分泌愛情荷爾蒙催產素（oxytocin）、幸福荷爾蒙血清素（serotonin），以及名為泌乳素（prolactin）的荷爾蒙。

其中，泌乳素能提高性愛滿足感。進行性行為時，泌乳素會大幅增加，在血液中的濃度至少會持續一小時。當泌乳素的濃度達到最高時，即便男性想再做一次，也未必能馬上對應。而女性則因泌乳素遽增，在性高潮之後，維持約一小時深層性滿足。

泌乳素具有誘導舒適睡眠的作用，所以人在性行為後能熟睡。也會降低夜晚的血壓。除此之外，泌乳素也能提高免疫力，所以性行為可說是有益健康。

時間美容和香氣，助你維持年輕

希望青春永駐，常保美麗。這並不是專屬於女性的願望。

我們的身體裡面存在生理時鐘，是專門用來刻劃時間的機制。腦部的下視丘有中樞時鐘，而身體裡的大部分細胞則有末梢時鐘。那些時鐘裡有時鐘基因來刻劃著時間。生理時鐘能刻劃時間，同時具有抑制老化、維持年輕的重要作用。只要調整自律神經和荷爾蒙、抑制發炎，並提升免疫系統，就能維持年輕。

就算時鐘基因發生極為輕微的異常，**只要持續反覆不規律的生活，生理時鐘就會錯亂得更加嚴重。結果就是提早老化。**

當自律神經的作用下降、免疫力下降、荷爾蒙失調，皮膚、骨骼就會出現老化跡象。例如，肌膚上的斑點增多、溼潤度降低、皺紋增加。骨質疏鬆導致骨折，老化以倍數快速發展。

超過五十歲之後，任何人的皮膚乾燥、皺紋、斑點等都會逐漸變得明顯。因為肌膚的保溼或膠原蛋白合成等皮膚節律變得錯亂。

最近，運用生理時鐘保養皮膚的時間美容受到矚目。其實，這就是利用與肌膚健康相關的時鐘基因作用，來活化並修復損傷的皮膚、預防老化，以維持健康且美麗。

雖然皮膚只是覆蓋在身體外面的一層薄膜，卻具有防禦與保溼等重大作用。成年人的皮膚面積約有一・六平方公尺，由表皮層、真皮層、皮脂腺、汗腺、毛髮、指甲等所構成。

表皮層是厚度平均約〇・二公釐的薄膜。位於皮膚的表面，主要用來預防外來的灰塵、細菌等入侵體內，同時保護肌膚，避免身體內的水分過度蒸發。表皮層幾乎都是由角質細胞（keratinocyte）所組成。含有大量蛋白質——角蛋白（keratin），其保溼功能可以為皮膚帶來滋潤。

真皮層位於表皮層下方，是富含大量膠原蛋白的較厚組織，膠原蛋白主要負責皮膚的彈性。由於真皮層占體重的近一五%，因此，又被稱為身體中「最大型的器官」。位於真皮層的纖維母細胞（fibroblast）會產生膠原蛋白。真皮層裡面有許多負責調節免疫的巨噬細胞（macrophage）等細胞存在。

不管是表皮層或是真皮層都有生理時鐘，負責製造出皮膚的節律。

白天，跟防禦與保溼功能相關的皮膚防禦基因，會大量出現，保護皮膚免於外在因素或乾燥的傷害；夜晚則是修復日間損傷的肌膚細胞，產生肌膚的膠原蛋白。晚上，時鐘基因會大量出現在表皮的角質細胞，增加膠原蛋白的生產量。

皮膚細胞在五十歲開始老化後，時鐘基因的節律就會出現錯亂。皮膚節律一旦錯亂，就無法修復肌膚細胞的損傷。若要改善肌膚作用，必須在恢復時鐘基因的節律上下功夫。

規律的睡眠節律和深層睡眠最為有效。也就是說，睡眠不足的隔天，肌膚的狀態會變差，一夜好眠，則肌膚會充滿活力。只要調整睡眠節律，時鐘基因的作用就會變得活躍，使肌膚功能重返年輕。

成天被工作追著跑，生活節律容易錯亂的人，至少每星期讓自己過一天規律生活。早上六點至七點起床，晚上十點至十一點睡覺。光這麼做，就能調整生物節律。

此外，香氛能作用於自律神經，能靜心寧神、促進好眠。另外，根據香氛不同，也能發揮振奮精神、提高工作品質。歷史有紀錄曾利用香氣治療疾病，現在仍以香薰療法（aromatherapy）的形式持續流傳著。

最近，已有報告證實，**香氛的效果會因時間而有不同**，也就是所謂的時間香氛。例如，早上聞葡萄柚的香氣，能刺激交感神經，振奮精神，但晚上卻沒有那樣的效果。

薰衣草、鼠尾草、雪松等香氣可以鎮定精神，晚上聞了之後，副交感神經的作用會增強，所以會更容易入睡。如果把薰衣草的香氣混入晚上塗的美容乳霜裡，就能更舒適的入睡。另外，修復肌膚紫外線傷害的生長激素也會分泌更多，便可望獲得更有效的時間美容。

第五章

時間醫學認定的高效率飲食法

醫學已經實證食物與健康的關係。

此外，還有一件事非常值得一試——只要再加上時間醫學的智慧，能進一步提升商業人士的效率。

不過，營養補充品既沒有醫學方面的指南，也幾乎沒有值得推薦的數據。我身為醫師，也不推薦使用營養補充品。畢竟先不論是否對身體有益，其實其中的有害物質確實也不少。

營養輔助品可能是致癌原因

例如，做完健康檢查後，明明全身的指數都沒有問題，唯獨腫瘤（癌症）標記有上升的跡象。詳細檢查後才發現，原因在於為了預防疾病所服用的營養補充品。於是便暫時停止服用營養補充品，然後在一、兩個月之後再次重新檢查，結果腫瘤標記恢復成正常值。

這樣的案例其實並不少。甚至讓人憂心，營養補充品是否有致癌性。

原因有幾種可能。

營養補充品使腫瘤標記上升的最主要原因是掌性[63]、[64]問題。也就是分子層級的左右差異。我們身體裡的胺基酸（amino acid）分子的三次元結構呈現左右對稱。以手套為例，不論是什麼手套，都有一根拇指和四根手指，但是，左手用手套和右手用手套的形狀並不一樣。

而調節身體的蛋白質，是由長鏈胺基酸所組成。就跟手套一樣，胺基酸分子也有左右差異。如果要將胺基酸加以疊合串聯，就必須組合與掌型相符的胺基酸。

人類也好，自然界的物質也罷，便把使用的掌型限定成左型，藉此解決無法疊合的問題。因此，**自然界裡面沒有右型**。

包含人體內的胺基酸或蛋白質在內，地球上的生物界和自然界全都受到左型的特殊待遇[65]。如堅果、菠菜、番薯、杏桃等富含的天然維生素E就是左型。

另一方面，人工合成的維生素E營養補充品，則是由右型、左型各半的型態製成。這種右型的人工維生素E會對天然維生素E的作用造成不良影響。然後，身體會對不好的人工維生素E進行無毒化。不過，當無毒化作業失敗時，身體會出現致癌性等不良的副作用[66]。

若說營養補充品有致癌性的話，最大的原因就在於人工化合物的化學構造，呈現左右差異（左型和右型）。

就像藥有甜也有苦，藥的掌性分子不同，所以效果和副作用就會有極大差異。右型就可能出現較強烈的副作用。藥劑也必須統一採用左型。於是，美國食品藥物管理局（FDA）在一九九二年嚴格規定，掌性藥物必須檢證具有什麼樣的副作用，以及副作用的強度。

除此之外，食物和營養補充品還有一些差異。

維生素C的營養補充品是採一貫製程所製造而成。可是，仍然和食品所含的維生素C不同。就算營養補充品的標籤上面使用了柑橘類的果實相片，終究只是類似天然維生素C的化學物質罷了。因此，不論是過去或現今的營養補充品，基本上都是相同的。

另一方面，吃橘子或柳橙時，並不光只有攝取到維生素C。同時也會一併吃下纖維、糖分、鈣、維生素B_1等數千種植物性化學物質。就像一場美食饗宴。這種以自然型

63 Kuroda R et al. Chiral blastomere arrangement dictates zygotic le-right asymmetry pathway in snails. Nature 2009; 462: 790-794.

64 黒田玲子．生命世界の非対称性—自然はなぜアンバランスが好きか、中公新書，一九九二。

65 Han SN et al. Vitamin E and gene expression in immune cells. Annals of the New York Academy of Sciences 2004; 1031: 96-101.

66 4・Major JM et al. Genome-wide association study identi es three common variants associated with serologic response to vitamin E supplementation in men. J Neutrition 2012; 142: 866-871.

態攝取維生素的營養恩澤，絕對不是營養補充品可以取代的。這就是兩者的最大差異。

另一個理由是，相較於醫師開的藥劑，營養補充品的副作用驗證不夠充分。用來固化營養補充品並包裹營養補充品實體的化合物，或許就是引起副作用的原因。因為營養補充品並沒有驗證副作用的義務。不光如此，甚至就連營養補充品本身的有效程度，或是效用性，也沒有獲得足夠的驗證。這種狀況也是導致腫瘤標記上升的原因。

服用營養補充品時，最重要的事情就是，每隔三至六個月進行一次血液和尿液的檢查，確認是否出現副作用。

這裡稍微離題一下，只要利用這種掌性的特質，就可以判斷隕石是經由地球以外的有機化學反應所合成，又或者是否有地球上的生物混入。因為地球上的生命體只有左型的胺基酸，但地球以外的化學反應，則可以產生左或右型的胺基酸。

微量，但不能缺的營養素：鋅

在營養學中，會使用到必需胺基酸、必需脂肪酸、必需微量元素之類的名詞。所謂的「必需」，就是指無法在體內合成，必須透過飲食來攝取的必要營養素。必需胺基酸有色氨酸（tryptophan）或白胺酸（leucine）等九種；必需脂肪酸有 Omega-3 和

Omega-6；必需微量元素則有鋅和鎂等十三種礦物質或維生素。

一般來說，只要飲食正常，就不會有必需胺基酸不足的問題，但是，有些人的必需脂肪酸和必需微量元素往往會不足。這時最好接受健康管理師的指導，在飲食方面多花點心思。

人體內僅有二至三毫克的鋅。可是，它卻是維持健康所不可欠缺的元素[67]。如果缺乏鋅，身體就會出現各種疾病。例如，味覺或嗅覺下降，終日變得鬱悶、沮喪，最終演變成憂鬱症。免疫力會下降，使身體更容易罹患癌症或傳染病。腸胃的作用會下降，容易罹患胃潰瘍或胃癌，同時也是糖尿病或腎臟病的原因。

若要使基因或蛋白質更有效率的運作，就必須借助鋅的力量。如果缺少鋅，大約有一〇%的基因和三百種以上的蛋白質，都無法充分發揮其作用。

透過飲食攝取鋅之後，鋅會被腸道吸收，然後擴散分布至肌肉、骨骼、肝臟、皮膚和毛髮。**肝臟、牡蠣含有大量的鋅**，以成年人的情況來說，每天必須攝取八至十毫克。

67 Hara T et al. J Physiol Sci 2017; 67: 283-301.

晚上十點到深夜兩點吃東西，最容易胖

「如果晚上太晚吃東西，就會發胖。」這是減重瘦身的常識。即便是相同的菜色、相同的卡路里，只要吃的時間太晚，就會導致發胖。

原因之一是，如果在較晚的時間吃東西，然後很快就寢，如此一來，攝取的卡路里就沒機會被當成熱量消耗，容易被當成脂肪囤積在體內。

不光如此。其實這點也和生理時鐘的作用息息相關。

就結論來說，**早上十點至下午兩點的飲食，不容易導致發胖，晚上十點至深夜兩點的飲食，則容易變胖**。這是因為時鐘基因製造的蛋白質 BMAL1 會增加。

時鐘基因會透過蛋白質的轉錄，來刻劃時間。其他時鐘基因製造的蛋白質，幾乎都是在白天活動期增加，夜間休息期減少。只有 BMAL1 相反，在活動時減少，休息時急遽增加。

BMAL1 的主要作用，是增加製造、囤積脂肪的酵素（促進化學變化的物質），並減少分解脂肪、將脂肪轉變成熱量的酵素。因此，晚上吃的食物幾乎會被轉換成名為「棕色脂肪」（brown adipose）的脂肪細胞，然後貯存起來。所以才會容易發胖。

就這麼看來，BMAL1 的任務，就像把脂肪囤積於身體的司令塔。事實上，這也是

意義的。

現代被稱為飽食時代，不過，就人類長遠的歷史來看，這是個極為短暫的期間，而且，只有部分人類（先進國家的人們）有過飽食的經驗。對於長期與飢餓對抗的人類來說，在夜晚睡覺的期間積極貯藏脂肪，並且在白天將其轉換成熱量，使身體能活動，這種機制對延續生命來說，是非常重要且合理的。

除此之外，還有幾點晚上吃東西會導致發胖的原因。

在晚上八點左右，身體的胃液分泌量會達到高峰。也就是說，吃下肚的東西容易被馬上被消化，並進入血液裡面。此外，晚上皮質類固醇（corticosteroid）的分泌會變少。皮質類固醇能讓醣類、蛋白質、碳水化合物，更容易作為熱量消耗。皮質類固醇減少之後，晚上攝取的飲食就不容易變成熱量，因而容易蓄積成脂肪。

基於以上的種種理由，所以晚上吃東西才會容易胖。反之亦然，如果體內是沒有食物的狀況，身體則會有效的貯存熱量，以做為隔天活動之用。

一般來說，大家都說最好避免在晚上八點之後吃東西。可是，因為生活型態不同，有些人確實很難在晚上八點之前吃完晚餐。這時，只要稍微調整一下菜單，盡量攝取低卡路里、低脂肪且容易消化的食物，並盡可能在睡前三小時之前食用完畢，就可以了。

還有一件重要的事情：BMAL1 同時也是生理時鐘當中的關鍵因子。只要確實守護生物節律，BMAL1 就會在早上減少。如照射光線，能減少 BMAL1。也就是說，**只要在早上確實照到光，讓生理時鐘精準對時，就能抑制脂肪囤積。**

如果說早起晒太陽可以打造不易肥胖的體質，或許，不愛早起的人會比較願意鑽出被窩。

讓胃時鐘成為夥伴

就算什麼事都沒做，經過一段時間之後，會覺得肚子餓。有時是產生空腹感，才會察覺：「啊！已經中午了。」

事實上，真正掌控飲食節律的生理時鐘——胃時鐘確實存在。而且，人們認為胃時鐘的運作機制有別於腦部的中樞時鐘。「什麼時候該吃東西」，這種生理反應對生理時鐘造成的影響，早已經透過各種研究獲得證實，如四十三頁提到的實驗。

一日三餐、定時定量的攝取營養，很重要。尤其以早餐，絕對不能遺漏。確實在每天幾乎相同的時間攝取飲食。

早餐吃麵包加蛋，校準生理時鐘

早餐要吃什麼才會比較有效果？

過去，人們常說，為了白天活動的活力，早餐最重要的，是補充作為腦部能量來源的碳水化合物（醣類）。當然，這一點完全沒有錯。

可是，從調整生理時鐘的觀點來看，單只攝取醣類並不足夠。雖說醣類能校準時間，不過，蛋白質也具有相同的效果。

為什麼人需要蛋白質呢？

已有研究證實，早餐攝取醣類之後，身體會分泌出胰島素來調節生理時鐘，而二〇一八年時，柴田教授等人也發現，蛋白質也具有使生理時鐘同步的機制。早餐攝取蛋白質後，身體會分泌出類胰島素生長因子－1，調整生理時鐘。

早餐不能缺少醣類，但如果搭配攝取蛋白質，能更有效率的維護生理時鐘。蛋白質所含的，名為半胱胺酸（cysteine）的胺基酸，也能調節生理時鐘。

日本人早上常有蛋白質攝取不足的情況。糖尿病的飲食指南建議，蛋白質的攝取量應為總熱量的二〇％。蛋白質較多的飲食，也能預防潛伏性糖尿病患者身上常見的血糖激增（blood sugar spike）現象。早餐只吃麵包或飯糰等碳水化合物的人，可搭配乳製品、雞蛋或豆腐等簡單的蛋白質。

此外，研究結果發現，即便同樣都是碳水化合物，米、小麥、玉米等穀類的時間校準效果比較高，薯類則沒有效果。也就是說，白飯、麵包或玉米片等適合當成早餐，但是，馬鈴薯、番薯卻不適合。

另外，維生素或礦物質也有時間校準的效果。所以吃飯時，也可以搭配海藻、小魚，或是新鮮的蔬菜或水果（含有豐富的食物酵素）。我認為，食物酵素具有幫助消化、代謝的作用，也能有效校準生理時鐘。

以這樣來看，有的飯店早餐提供白飯、雞蛋、海苔、魚、豆類製品（豆腐、納豆和味噌湯）、醃漬蔬菜等，包含了碳水化合物、蛋白質、維生素、礦物質、食物酵素等所有必要的營養素，可說是最為理想的早餐。當然，飯店的歐式自助餐也很不錯。

提高效率的最佳三餐比例：三三四

假設一整天的飲食總攝取量為十，如果將總攝取量分成三餐比例，大多數人的比例可能會是「早餐一、午餐二、晚餐七」，或「早餐二、午餐三、晚餐五」，晚餐吃得比較多。

正常來說，「早餐三、午餐三、晚餐四」這樣的比例是最理想的，但是，我們的飲食生活往往都是以晚餐為重。甚至，有很多人索性不吃早餐，不然只吃一片吐司。但事實上，好好吃一頓早餐，才能讓生理時鐘精確對時。

研究證實，以相同的攝取量來說，早餐攝取比例較高的人比較不容易發胖。美國的研究報告更指出：「就算早餐的脂肪含量較多，脂肪仍會在白天期間燃燒殆盡，但是，晚餐吃較多脂肪，脂肪就無法完全燃燒，便會囤積在體內。結果，就會增加肥胖、糖尿病的機率。」

甚至，晚餐如果吃太多，生理時鐘就會出現時差問題。另外，晚餐過量，導致生理時鐘往後推遲之後，隔天利用早餐重置時鐘的效果也會變弱。

在現代人的忙碌生活中，晚餐比例的增加，似乎是無法避免的現況。這時，只能盡可能的減少晚餐比例，並確實的攝取早餐。例如，把晚餐的一道小菜移到早餐吃，這麼一來，就能比較輕鬆調整比例。

跟代謝熱量相關的基因中，也存在生物節律。因為生理時鐘必須負責熱量產生與消耗的代謝調節。其中最受矚目的是，被當成長壽基因的緘默信息調控蛋白（sirtuin family）。

長崎大學的中畑泰和博士，透過一連串的研究證實，參與代謝調節與老化控制相關的去乙醯酶和生理時鐘的關係。規律的生活節律，能夠使去乙醯酶的活性平衡趨於正常，同時能從根本上治療肥胖或代謝症候群（metabolic syndrome）。

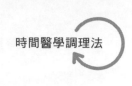

腸道，能提高商業人士效率

你是否曾有過這些狀況：肚子不舒服時，會感到全身無力。無法專心工作，更無法處理細微的工作。晚上睡眠品質明顯變差，早上也會有揮之不去的疲倦感。

事實上，食道和腸胃裡面有個網路，而構成網路的五千萬個神經細胞，會經常和腦部對話[68、69]。因此，**腸道的健康狀態也可說是反映腦部作用的鏡子。**

令人驚訝的是，腸道裡面有感測舌頭味覺（甜味、苦味、鹹味、酸味、鮮味）的感覺裝置（醫學用語則是受容體），腸道會根據感覺與腦部對話（見一七八頁圖）。

對腸道和腦部的對話而言，腸內細菌的作用是不可欠缺的。

腦部和腸道的腸內細菌會透過自律神經（名為迷走神經〔vagus nerve〕的副交感神經）進行雙向溝通。然後，雙方會齊心協力，調整疼痛、抑鬱情緒、健忘或意志，以維持身心的健康。

棲息在腸道裡面的細菌多達一百兆個，細菌會依照種類劃分菌落（colony，生活圈的範圍）。那個景觀看起來就像是花田，所以醫學用語便將其稱呼為腸內菌叢。

若要調整生理時鐘，讓腦部的作用充滿活力，就要讓腸道充滿活力。在促進腸道活力的飲食養生中，最受矚目的是益菌生（prebiotics）和益生菌（probiotics）。

益菌生的來源是攝取食物纖維或寡醣，藉此增進腸道活力。玄米、海藻類、馬鈴薯或胡蘿蔔等根莖類蔬菜、含有果膠的蘋果和梨子、含有菊糖的洋蔥和大蒜等，都是富含食物纖維的食品。

益生菌的飲食方法則是攝取優格、味噌、乳酸菌製劑等，含有乳酸菌、比菲德氏菌的食品。即便只有少量也沒關係。最重要的關鍵是盡可能每天攝取。

大腸的細菌會不斷與腦部的生理時鐘對話，同時，製造出醞釀出幸福感的神經傳導物質血清素。腸內菌叢會培植出誘導睡眠的褪黑素，且數量比腦部松果體分泌的褪黑素多出四百倍以上。

---

68 エムラン・メイヤー（高橋洋訳）腸と脳：体内の会話はいかにあなたの気分や選択や健康を左右するか、紀伊國屋書店、二〇一八，東京，pp.327。

69 Anukam KC et al. Augmentation of antimicrobial metronidazole therapy of bacterial vaginosis with oral probiotic Lactobacillus rhamnosus GR-1 and Lactobacillus reuteri RC-14: randomized, double-blind, placebo controlled trial. Microbes Infect 2006; 8: 1450-1454.

腸道（的胃時鐘）和腦部（的生理時鐘）的對話

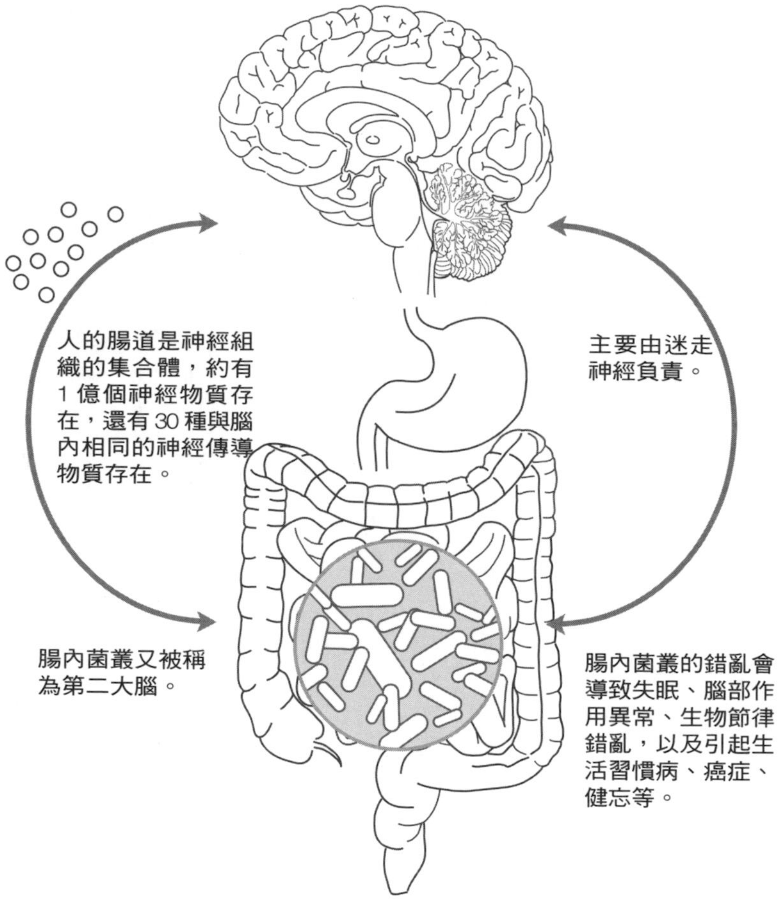
人的腸道是神經組織的集合體，約有1億個神經物質存在，還有30種與腦內相同的神經傳導物質存在。
主要由迷走神經負責。
腸內菌叢又被稱為第二大腦。
腸內菌叢的錯亂會導致失眠、腦部作用異常、生物節律錯亂，以及引起生活習慣病、癌症、健忘等。

腸道內有感測舌頭味覺的感覺裝置，腸道會根據這種感覺與腦部對話。若要調整生理時鐘、活躍腦部作用，就必須調整腸內菌叢，使腸道充滿活力。

這裡將維護菌叢的飲食生活彙整成下頁表格。敬請參考。

Omega-3 和 Omega-6 脂肪酸

脂肪含量較多的食品所含的脂肪酸，有飽和脂肪酸（saturated fatty acid）和不飽和脂肪酸（unsaturated fatty acid）兩種。

不飽和脂肪酸含有 Omega-3 和 Omega-6 兩種，對身體的作用各有差異。Omega-3 和 Omega-6 都無法靠身體合成，必須透過飲食攝取。因此，被稱為必需脂肪酸。

富含 Omega-3 脂肪酸的食品，有鮪魚的油脂肉（大腹肉、中腹肉等）、鰤魚、鯖魚、沙丁魚、秋刀魚、竹莢魚等青魚油脂、核桃等堅果類、紫蘇籽油或亞麻仁油、紫蘇油等；富含 Omega-6 的食品則是沙拉油、雞豬牛肉的油脂，我們日常所吃的油脂，幾乎都含有 Omega-6 脂肪酸。

福岡縣久山町實施的大規模世代研究，以四十歲以上的居民為對象，調查了血液中的 Omega-3 和 Omega-6 的比例，與心臟病等疾病導致的死亡率之間的關係。結果發現，如果 **Omega-3 和 Omega-6 的比例超過一：二，且 Omega-6 較多時，死亡率就會急速攀升。**

表 3　維護腸內菌叢的 12 個方針

1. 攝取有機栽培的蔬菜。
2. 攝取較多樣且豐富的植物性食物。
3. 減少大量攝取動物性脂肪，以免導致生理時鐘錯亂及代謝的生物節律錯亂。脂肪含量較多的加工肉品會使腸道的免疫力下降，提高致癌的風險。
4. 盡可能避免攝取加工食品。人工甜味劑等食品添加物會阻礙腦部健康。
5. 有效運用含活的微生物——益生菌在內的發酵食品等。
6. 注意避免暴飲暴食。吃太快也會對腸內菌叢造成不良影響。
7. 早餐一定要吃。盡量避免吃宵夜，以免生物節律錯亂。
8. 注意早餐不要太晚吃。
9. 傷心、沮喪、憤怒時，稍微克制一下食量，以免腸內菌叢的狀況變差。
10. 和家人或朋友一起愉快用餐，腸內菌叢會變得熱鬧非凡，腦部和心靈會變得更健康。
11. 有聽見內臟的聲音嗎？女性腦的聆聽力比男性優異，能聽到從內臟傳出如腹痛般的聲音。因為經歷過生理期、懷孕、生產，所以腦中擁有存放著不適感與疼痛資訊，宛如圖書館般的空間。若聽到內臟傳出的負面聲音，可在早餐前正念，能有效緩解不適。
12. 在早餐前散步活化腦部，可調整腸內菌叢。規律的運動就像是幫菌叢花田灌溉大量的水一般。30 分鐘至 1 小時左右的早餐後運動也非常有效。

人體吸收 Omega-3 後，α次亞麻油酸（alpha-linolenic acid，簡稱 ALA，Omega-3 的主要成分）會轉化為二十碳五烯酸（eicosapentaenoic acid，簡稱 EPA）和二十二碳六烯酸（docosahexaenoic acid，簡稱 DHA）。EPA 和 DHA 會守護血管，保護心臟與腦部的效果很強，所以 Omega-3 被稱為好的必需脂肪酸。

另一方面，攝取 Omega-6 之後，亞麻油酸（linoleic acid）會製造出花生四烯酸（arachidonic acid，簡稱 AA）。花生四烯酸具有傷害血管的負面作用，因此，EPA／AA 比值為〇・六〇以上是最好的[70、71]。

另外，**DHA 能保護腦部功能及腦血管**。對於提高腦部作用，提升工作效率來說，Omega-3 是非常重要的。

隨著健康醫學的進步，現在更發現，除了 EPA 和 DHA 之外，Omega-3 還能製

---

70 Ninomiya T, Nagata M, Hata J, Hirakawa Y, Ozawa M, Yoshida D, Ohara T, Kishimoto H, Mukai N, Fukuhara M, Kitazono T, Kiyohara Y. Association between ratio of serum eicosapentaenoic acid to arachidonic acid and risk of cardiovascular disease: the Hisayama Study. Atherosclerosis. 2013; 231: 261-267.

71 Nagata M, Hata J, Hirakawa Y, Mukai N, Yoshida D, Ohara T, Kishimoto H, Kawano H, Kitazono T, Kiyohara Y, Ninomiya T. The ratio of serum eicosapentaenoic acid to arachidonic acid and risk of cancer death in a Japanese community: The Hisayama Study. J Epidemiol. 2017; 27: 578-583. doi: 10.1016/j.je.2017.01.004.

造出止炎素（resolvin）、保護素（protectin）、新型抗炎介質（maresin）等新的物質，因抑制發炎的強大效果而受到矚目。具有提升免疫力，預防皮膚癌、大腸癌、胰臟癌的效果。

早餐攝取大量的 Omega-3，可望提高預防肥胖的效果，同時提升免疫力。

亞麻仁油能預防食物過敏

亞麻仁油和紫蘇籽油所含的α次亞麻油酸，多達六〇％。其含量是大豆沙拉油的十倍以上。次亞麻油酸會在身體裡面轉變成 EPA 和 DHA，保護血管、心臟和腦部。這就是亞麻仁油深受營養學矚目的理由。

另一方面，大豆沙拉油所含的 Omega-6 脂肪酸裡，亞麻油酸約有五〇％，Omega-3 脂肪酸的次亞麻油酸僅含五％。Omega-6 脂肪酸也具有提高免疫力的效果，但須注意不能攝取過多。

最近，亞麻仁油預防食物過敏的效果受到矚目。可添加在各種食材裡面，作為美味料理的提味之用。有食物過敏的人就不用擔心過敏問題。

亞麻仁油富含次亞麻油酸所製成的 EPA 和 DHA，能抑制食物過敏[72、73]。亞麻仁油也能預防大腸癌或胰臟癌。可以抑制容易在大腸或胰臟細胞發生的慢性發炎，同時也能預防癌症[74、75]。

生理時鐘錯亂，容易增加內臟脂肪

睡眠、飲食、運動等生活節律不規則的人，生理時鐘錯亂，內臟脂肪增加。而內臟脂肪又會削弱生理時鐘，使身體陷入惡性循環。結果，就容易引起各式各樣的疾病，罹患大腸癌或肝癌等的風險也會升高。

除此之外，內臟脂肪還會做出各種壞事。例如，當**內臟脂肪填滿腸道的縫隙，腸道的活動力就會變差，進而引起便祕**；脂肪壓迫到胃之後，會引起逆流性食道炎（胃酸逆流至食道）；脂肪壓迫到膀胱後，就會造成頻尿。

減少內臟脂肪的基本，是飲食和運動。

72 Kunisawa J et al. Sci Rep 2015; 5: 9750.
73 Nagatake T et al. J Allergy Clin Immunol 2018; 142: 470-484. e12.
74 Sasaki A et al. Cell Rep 2018; 23: 974-982.
75 Lauby-Secretan B et al. N Engl J Med 2016; 375: 794-798.

首先，應避免過量攝取飽和脂肪酸較多的食品（牛肉和豬肉的油脂、牛乳和乳製品、麵包和泡麵、巧克力和零食等），並攝取 Omega-3 含量較多的食品。

現在來說說膽固醇和健康。

身體約有四十兆個細胞，細胞的膜全都是由膽固醇所製成。另外，膽固醇同時也是製造荷爾蒙的材料。

我們體內的膽固醇，約有七〇％由自身身體製造。**攝取越多脂肪含量較多的食品，越會抑制體內的膽固醇合成，膽固醇的數值反而因此下降。**看到這裡，或許大家覺得有點意外，因為跟電視或新聞的宣導完全相反。

就算吃下大量的雞蛋或肉類等食物，膽固醇值仍會自然下降。其實我們的身體早就已經有這樣的調整機制。不論是什麼食物，飲食還是應該均衡攝取。不需要刻意對雞蛋或肉類敬而遠之。

若不充分攝取蛋白質，就會造成脂肪肝

蛋白質營養的狀態一旦惡化，守護健康的胺基酸就會不足。肝臟細胞會感應到胺基酸不足，於是脂肪分解與合成的運作就會出現異常，在最後形成脂肪肝[76]。

「明明已經少吃肉，也限制脂肪攝取量了，為什麼還是出現脂肪肝？」有這種想法的人應該不少。

那是因為努力減少肉類、魚類、起士或雞蛋等膽固醇，**不光是脂肪，就連重要的蛋白質也跟著減少，導致胺基酸不足，進而引起脂肪肝**。

究竟是哪種胺基酸不足引起脂肪肝的呢？調查後發現，不足的胺基酸是精氨酸（arginine）和蘇胺酸（threonine）。另一方面，幾乎所有胺基酸不足的人，即便在飲食上充分補足精氨酸和蘇胺酸，仍然無法改善脂肪肝。唯有攝取多種胺基酸，才能真正的治療脂肪肝。

此外，治療脂肪肝時，還需要補充胺基酸以外的營養素。**多種且豐富的飲食，才是治療脂肪肝的根本**。

事實上，偏食者的營養狀態異常不盡相同。其狀態所應該補充的營養素也各不相同。不光是胺基酸的多樣性，重點是飲食時必須考量五大營養素的均衡。

在現代，許多人因忙碌而無法規律飲食。克服現實層面的課題，依個人需要的胺基酸履歷所規畫的營養學，才是現代人所真正需要的（見第六章）。所以要針對血液裡的

---

76 Nishi H et al. Sci Rep 2018; 8: 5461.

胺基酸，透過ＡＩ分析，找出符合自己的營養素。這種想法就是現在正在推動的次世代ＡＩ營養學。

出國預防時差，多補充食物纖維

十八世紀，法國政治家布里亞・薩瓦蘭（Brillat-Savarin）曾說過這麼一段話：「告訴我你吃什麼，我就能了解你是怎樣的人。」

食物是刻劃一日行動的情報來源。**腸道會每天向大腦報告，今天吃了什麼、攝取了哪些營養素，一邊與腦部對話，一邊檢查身心的健康狀態。**

人的腸道是神經組織的集合體，與腦部相同的神經傳導物質多達三十種以上（總計約一億個神經物質）。因此，腸道又被稱為第二個大腦。

雖然腸道擁有不論多麼難纏的數學問題，都能輕鬆解開的智慧，但腸道並沒有將智慧用於計算，而是專注於提升睡眠與休息品質，以及增強免疫力。

因此，若要維持健康，透過食物攝取營養，將其運用於腸道，才是最佳的辦法，而非依賴營養補充品。另外，減重瘦身食品或零卡路里食品更是踐踏腸內菌叢的壞蛋。因為它們會破壞食物代謝功能。

而負責統籌腸道作用的是迷走神經（副交感神經的一部分）。迷走神經會彙整食物纖維的資訊，將資訊從腸道傳送至腦部。腸道裡多達幾兆億個的腸內細菌，會不斷與迷走神經交換資訊。腸內細菌和腦部之間會根據生理時鐘的指令，主要在晚上交換資訊。

例如，因海外旅行而導致生活節律不規律時，腦部的生理時鐘會受其影響而錯亂，結果，腸內細菌失衡，使腸內毒素增加。**因海外旅行長達十天而導致時差問題的人，其糞便中會增加不少可在糖尿病患者身上看到的細菌種類**，但是，當生理時鐘恢復正常之後，糞便中的細菌便會下降至正常數值[77]。

所謂的食物纖維，是植物性食品（水果、蔬菜、豆類等）中，人類無法消化的成分的總稱。

食物纖維是由複合醣類（complex carbohydrates）所構成，碳水化合物以外的成分會直接抵達大腸，不會被消化。只要攝取植物性食品，就能在數天內增加使醣類發酵的益菌，並增加短鏈脂肪酸（Short-chain fatty acids），營養學家將攝取植物性食品稱為

---

77 Macfarlane GT, Macfarlane S. Fermentation in the human large intestine: its physiologic consequences and the potential contribution of prebiotics. J Clin Gastroenterol. 2011; 45:S120-127. doi: 10.1097/MCG.0b013e31822fecfe.

益菌生，並且大力推薦。建議男性一天攝取三十八公克，而女性攝取二十五公克的食物纖維。

腸內菌叢也有生物節律。攝取膳食纖維（也就是益菌生）可調整腸內菌叢的生物節律錯亂，不光是腸道或肝臟的末梢時鐘，同時也能調整腦部生理時鐘。若要預防、治療海外旅行所引起的時差問題，攝取足夠分量的植物性食品最為有效[78]。

綠茶預防癌症

綠茶的主要成分兒茶素（catechin）是十分優良的多酚。多酚能帶給生理時鐘活力，同時提高生物節律步調。因此，**早上喝綠茶，可以修復錯亂的生理時鐘，並恢復生物節律**。不光是預防疾病，在治療生活習慣病上也十分有效。

此外，兒茶素還可以降血壓、降膽固醇、改善內臟肥胖。

如果綠茶和蜜柑一起食用，添加了蜜柑所含的多酚之後，就能產生抗癌作用[79、80]。兒茶素能抑制攝護腺癌、多發性骨髓瘤、慢性淋巴性白血病、黑色素瘤等癌細胞的增值。除了搭配蜜柑之外，合併食用維生素A（抹茶、海苔、紫蘇、山麻、胡蘿蔔、香芹、羅勒、茼蒿、魁蒿、蛋黃等）、飽和脂肪酸（起士、牛奶、蛋黃、椰子等）或是含硫化合物（大蒜、洋蔥、韭菜、青花菜、花椰菜、羽衣甘藍、高麗菜、蘿蔔、山葵等），也會出現兒茶素的抗癌作用。

茶點中含有上述成分的點心，也非常推薦。

檢查沒問題，仍可能患有糖尿病

儘管現代人的健康意識逐漸高漲，開始注意飲食與運動，但是，糖尿病的發病率卻依然沒有減少。超過六十歲之後，平均每三名男性、每四位女性就有一人罹患糖尿病（按：在臺灣，糖尿病盛行率超過一一%）。

推測可能的原因，在於有許多潛伏性糖尿病患者。

開發連續血糖監測儀後，人們能更清楚了解血糖的變動。例如，透過連續血糖監測儀，能輕易知道吃了什麼食物後，血糖會上升多少、是否發生低血糖，以及睡眠時的血

78 Tahara Y et al. Gut microbiota-derived short chain fatty acids induce circadian clock entrainment in mouse peripheral tissue. Sci Rep. 2018; 8: 1395. doi:10.1038/s41598-018-19836-7.

79 Kumazoe M et al. Sci Rep 2015; 5: 9474.

80 Yamashita S et al. Sci Rep 2018; 8: 10023.

糖值有多低等，更進一步的掌握血糖的異常。

結果，有許多人**健康檢查被判斷為沒問題，事實上卻患有糖尿病。**

空腹時的血糖值如果是七十至一百 mg/dl，就算是正常血糖，低於七十 mg/dl 的情況就是低血糖，達到一百一十 mg/dl 是正常高值，若超過一百一十 mg/dl 則會判斷為高血糖。

飯後血糖值如果未滿一百四十 mg/dl，就算是正常血糖，超過一百四十 mg/dl 就是高血糖。若是超過兩百 mg/dl 以上，就會被診斷為糖尿病（見下頁表）。

近年來，經常聽到血糖激增——血糖值只在餐後的短時間內急遽攀升，然後再次恢復成正常值。

就算檢康檢查的空腹血糖值是正常值，還是不能夠大意疏忽。如果不了解血糖激增或是太過輕忽，就可能引起出乎預料的不適。

血糖激增大多出現在吃東西速度快的人身上。因為忙碌，於是便藉著拉麵或炒飯等碳水化合物較多的餐點，快速搞定三餐。結果，血糖瞬間攀升，進而引起心悸、盜汗、暈眩、無力感、困倦、頭痛、集中力下降等各式各樣的症狀。

日本糖尿病的標準值

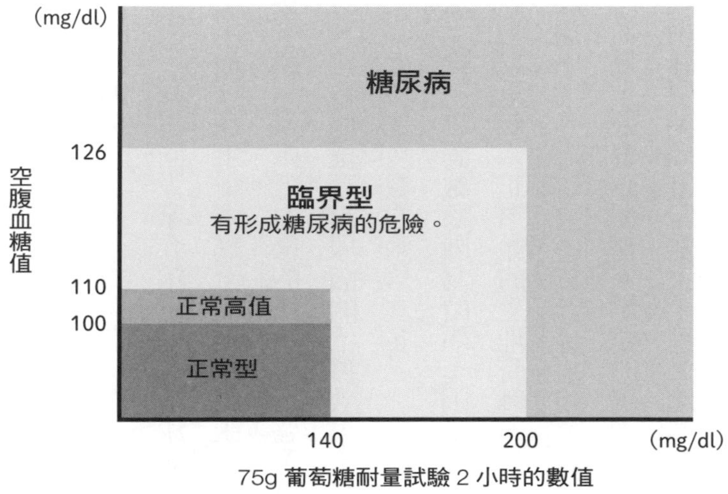

臺灣糖尿病的標準值

	空腹時血糖值	飯後血糖值
正常	< 100 mg/dl	< 140 mg/dl
高血糖	≧ 126 mg/dl	≧ 200 mg/dl

糖尿病專用的時間飲食療法

生活不規律，導致飲食節律錯亂的人，血糖節律也會跟著產生錯亂。這也可能是引發糖尿病的原因。

接下來，我想向大家介紹，適合糖尿病患者的一天飲食與運動。

早上，最好在上午六點至七點時起床，並在起床後的一小時內吃早餐。當生理時鐘被激活後，胰島素降低血糖的作用會變強。就算一天的總攝取卡路里相同，早餐攝取較多卡路里，比較能提高糖尿病的治療效果，體重也比較容易減少。因為早上消化食物時的代謝量，大約是晚餐的兩倍之多。

順道一提，早餐嚴禁限制醣類。因為攝取醣類之後，血中胰島素會增加，並作用於時鐘基因，以重新修正錯亂的生理時鐘。這種效果只會出現在早餐時刻，所以早餐一定要攝取醣類。

除此之外，還有一個補充醣類的理由：一天之中，人有三分之一的時間都在睡覺。身體會利用睡覺期間進行浩大工程。因為讓身體好好休息、消除疲倦，並且蓄積熱量，隔天才有足夠的精神和體力。

這個時候當然就需要大量的熱量，而身體九九・九%的熱量都來自於醣類。早上起床之後，體內的醣類幾乎空了。雖然最近十分盛行限醣飲食瘦身法，不過，我建議至少早餐不要限制醣類。

然後，早餐後做約四十五分輕運動。因為比起午餐、晚餐後的運動，早餐後運動的降血糖效果會更好。

午餐以十二點前後尤佳。因為這個時段最不容易發胖。BMAL1 時鐘基因把食物轉換成脂肪的作用，會在這個時段變得比較遲鈍。

晚餐的最佳時間是下午五點左右。此時唾液、胰液（pancreatic juice）的分泌量是一天當中最多的，同時也是消化最好的時段。味覺最敏感的時段是晚上六點至七點。夜晚只要攝取食物纖維較多的綠黃色蔬菜或塊根蔬菜等，就能改善內臟肥胖。

另一方面，BMAL1 會在深夜增加，所以就寢前三小時，最好避免吃東西。越是常吃宵夜或點心的人，罹患第二型糖尿病（胰島素的作用下降，導致血糖過高的疾病。不會分泌胰島素的類型，則被稱為第一型糖尿病）的風險就越高。如果因空腹而睡不著的話，就喝碗熱湯，稍微墊墊肚子。

最好盡量避免喝酒。如果想小酌一下的話，就**選在酒精抵抗力最高的晚上八點至九點左右**。

在早上或中午飲酒，即便是酒精濃度較低的酒，還是很快就會醉，所以必須多加注意。酒精的代謝和排泄也需要花上兩倍的時間，比較容易爛醉。因為生理時鐘會調整對酒精的感受性。

酒精會增加中性脂肪，製造出內臟脂肪。不論是什麼樣的酒，基本上，一律都會形成內臟脂肪。

有人會因為對美容有益，而在晚上喝紅酒。的確，紅酒的多酚具有抑制活性氧的作用。但令人遺憾的是，如果對紅酒的抗老化效果有所期待，就必須喝下三瓶才足夠，可是，那樣的分量會造成肝臟的負擔，根本就是本末倒置。其實多酚可以透過蔬菜、水果或魚攝取，未必非透過紅酒不可。

改善內臟肥胖、預防糖尿病的咖啡

一般的咖啡、不含咖啡因的咖啡、未經烘焙（輕度烘焙）的咖啡等，都能減少內臟脂肪，同時改善脂肪肝[81]。咖啡是改變基因作用的表觀遺傳學的代表[82]。作用於時鐘基因的夥伴PPERγ（按：peroxisome proliferator-activated receptor gamma，脂肪細胞分化的一個主要的調節因子），能增加脂肪蓄積相關的基因，同時減少內臟脂肪。也會作用於抑制內臟脂肪細胞、肝臟脂肪細胞肥大化的基因，改善脂肪肝。其中**尤以輕度烘**

焙咖啡的效果最為顯著。

因為是改變基因作用，所以效果會有個人差異。咖啡對個人的影響差異，會因年齡、生活習慣（運動、睡眠、飲食喜好）、每天的疲勞度、罹患的疾病等因素而有不同[83]。因此，咖啡效果較差時，試著改變生活習慣也不失為一種方法。只要改變運動習慣、睡眠節律、對飲品或食品的口味喜好，肯定能夠有效改善內臟肥胖。

懷孕時飲食失調，孩子也遭殃

有這麼一句話：「從子宮到墳墓」（Womb to tomb.）。意思就是，懷孕時的飲食失調，會遺傳給孩子，甚至是子孫。

研究證實，母親如果在懷孕期間攝取高脂肪，孩子也會隨著成長變得肥胖，同時也容易罹患潛伏性糖尿病（醫學用語是葡萄糖失耐症或胰島素阻抗）。更令人驚訝的是，

---

81 van Dam RM, Hu FB. JAMA 2005; 294: 97-104.
82 Tiffin C Int J Mol Sci 2018; 19. doi:10.3390/ijms19113425.
83 de Toro-Martin J et al. Nutrients 2017; 9: doi:10.3390/nu9080913.

即便是成年之後仍無法治癒，會持續到年老。

懷孕期間的高脂肪餐會影響腸內菌叢，結果，導致胃時鐘錯亂。錯亂的胃時鐘會進一步擾亂腦部的生理時鐘，進而引起肥胖或糖尿病。

那個影響之所以會從幼兒開始一直持續到成年、老年，是因為懷孕時的高脂肪餐，會徹底改變生理時鐘的時鐘基因，使基因朝不適當的方向發展。

第六章

輪班工作者如何修復錯亂的時差症候群

前面的章節已經介紹過，該如何運用生理時鐘，才能夠讓效率提高到最大限度。另一方面，綜觀現實世界，工作環境變成二十四小時體制，人們普遍使用智慧型手機等裝置，使物聯網（按：IoT，指結合了感測器、軟體和其他技術的互連設備，能夠傳輸和接收其他設備資料）趨於普及。

我們現在被迫偏離地球自轉週期的自然循環，在二十四小時的社會中生活。現代人的生活時間和生理時鐘經常產生時差，商業人士必須在這樣的狀況下，想辦法提高工作成果。

在全球實施的流行病學調查，不斷有報告指出這種生活型態產生諸多負面影響。包括：失眠、嗜睡、反覆便祕或腹瀉等腸胃障礙、肥胖、糖尿病、膽固醇異常、心肌梗塞、高血壓、腦梗塞、憂鬱症或癌症。相較於半世紀前，各式各樣的生活習慣病已經增加了二至三倍。

可是，以便利商店為首的商業設施、醫院、警察局等生活圈，是地區安全與福利的據點。我們無法將這些從社會中剔除。

本章節將剖析現實世界，並針對如何在現實世界下維持健康，並提升工作效率的課題，摸索解決對策。

導致生活時間和生理時鐘頻繁發生時差的社會環境，分別有社會性時差（social

jetlag）、輪班制度（shift work）和海外旅行三種。

社會性時差——假日起床時間跟平日不一樣

生理時鐘的作用，是預測與外部環境之間的關聯，然後調整身體狀態。預先做好將效率提升至最大限度的準備。

充斥在現實世界中的雜亂光線，會妨礙生理時鐘的作用。其中，夜晚的燈光正是導致生理時鐘錯亂，擾亂生物節律的元凶。近幾年出現的社會性時差一詞，正受到矚目。

簡單來說，人們會依照上班、上學、家務等社會時間起床。因此，平常日的睡眠時間往往比較短。為了消除平日睡眠時間不足的問題，人會在週末賴床，藉此彌補平日的睡眠不足。

例如，平時在半夜十二點就寢，早上六點起床，假日則在半夜兩點就寢，早上十點起床，即便平日和假日的睡眠時間不同，仍有很多人都認為自己過著十分規律的生活。但其實這就代表你有社會性時差。

在週末的夜晚向西飛到有時差的地區，然後在星期一的早上返回，就會發生時差問題（jetlag）。而相同的情況，每星期都會發生（按：這裡指週末比平日晚起床，等新的一週來臨，我們又恢復早起。因為週末跟平日的作息有差異，讓生理時鐘像穿梭不同時區），人們將這種現象稱為社會性時差[84、85、86]。

雖有報告證實，社會性時差會對健康帶來極大的危害。然而在現代，越是年輕，社會性時差的問題就越嚴重。二十歲族群有六一％、三十歲族群有五三％的人，有一小時以上的社會性時差。

雖然社會性時差只有一小時左右，卻會帶來出乎預料的負面影響。例如，讓憂鬱症、心律不整、心肌梗塞、腦梗塞、腦出血、前列腺癌、乳癌、大腸癌等疾病的風險提高數倍。

二〇一七年，生理時鐘研究獲得諾貝爾獎時，諾貝爾委員會的霍格（Christer Höög）說：「如果生活持續與生理時鐘脫節，我們會有什麼後果？會罹患什麼樣的重

---

84 Wittmann M, Dinich J, Merrow M, Roenneberg T. Social jetlag: misalignment of biological and social time. Chronobiol Int. 2006; 23: 497-509.

85 Roenneberg T, Allebrandt KV, Merrow M, Vetter C. Social jetlag and obesity. Curr Biol. 2012; 22: 939-943. doi: 10.1016/ j.cub.2012.03.038. Epub 2012 May 10. Erratum in: Curr Biol. 2013.

86 Smarr BL, Schirmer AE. 3.4 million real-world learning management system logins reveal the majority of students experience social jetlag correlated with decreased performance. Sci Rep. 2018; 8: 4793. doi: 10.1038/s41598-018-23044-8.

病？為了健康，今後我們應該怎麼做？」[87、88]

我想透過下一節來回答這個問題。

夜晚因人工照明而消失，導致生理時鐘錯亂

一八七九年，愛迪生發明了電燈，就此讓夜晚從世界中消失。

使用電力的高能源消費社會誕生，人們的生活型態產生極大的改變，例如開始在傍晚到晚上這段時間工作，使用電腦等ＩＴ技術的文書人員、技術人員、管理人員，工作超過十小時以上的情況，已不算罕見。

社會進化成二十四小時，電視沒日沒夜的播映。即便是深夜，街道依然明亮，二十四小時營業的便利商店、餐廳持續增加，人們隨時可以自由行動。

乍看之下，似乎非常便利，但是，**「不睡覺的社會」卻迫使生活型態大幅偏離人類原本應有的節律，對生理時鐘造成負面影響**。其中，長時間使用電腦工作、在電氣照明下的長時間勤務，更為生物節律帶來負面影響。

我曾經請一週只值一次夜班的護理師，將活動量監測儀配戴在身上，試著調查為期一週的生活節律。結果，晝夜節律長達二十七．三小時，與二十四小時有極大的偏差。

日班與夜班反覆的不規律生活，導致護理師的身體每天過著長達二十七．三小時的異常生活，出現三．五天（半週）節律。

從這名護理師的生活節律就可看出一個十分明顯的特徵。三．五天這種節律，絕對不可能出現在健康生活的人身上。因為當晝夜節律發生錯亂之後，節律會企圖補償已經變得虛弱的生理時鐘。

甚至，還會演變成血壓一百五十九／九三毫米汞柱、LDL膽固醇一百八十三mg/dl的高血壓兼異常血脂症。然後，還同時引發空腹血糖值為二百一十二mg/dl、糖化血色素為七．六的中度糖尿病。**比起藥物治療，不如先從生活型態開始改善，確實導正異常的生物節律，才是最好的治療方法。**

87 ノーベル医学賞「体内時計研究」の意外な功績 特定の遺伝子が果たす役割を解明 2017/10/03 8:00 ロイター通信 https://toyokeizai.net/articles/-/191405。

88 5・Ledford H, Callaway E. Circadian clocks scoop Nobel prize. Nature 2017; 550: 17 Adams C, Blacker E, Burke W. Circadian biology for public health. Nature 2017; 551: 33.

時差症候群——洛杉磯道奇敗給紐約洋基

生物節律和生活時間產生時差的典型例子，就是搭乘飛機移動時的時差症候群（jetlag syndrome）。夜晚睡不著和白天產生強烈睡意是必定出現的症狀，接著會（平均每五個人中有一人）頻繁出現工作效率下降的情況。

除此之外，也會出現疲倦感、食慾下降、精神恍惚、頭重腳輕、眼睛疲勞等症狀。對於需要跨國洽公的商業人士來說，這是相當棘手的社會性課題。

時差導致生理時鐘錯亂及夜間睡眠品質下降，是引起時差症候群的兩大原因。相較於向西飛行（如日本→倫敦），向東飛行（日本→洛杉磯）時，生物節律錯亂和睡眠障礙的情況，較為顯著[89]。

因為向東飛行時，一天的長度會變短，到了當地之後，必須讓生理時鐘往前推進。人的**生理時鐘原有二十五小時，比二十四小時長，所以本來就不擅長讓時間往前推進。**

向東飛行對睡眠節律十分不利。

以我們的睡眠機制來說，起床後約十二小時後的時段（若是早上六點起床，差不多是傍晚六點）是一天當中最睡不著的時段（即睡眠禁區，forbidden zone of sleep），然後，起床後約過十五小時，就會開始想睡覺。

從日本向東飛往洛杉磯時，當地的就寢時間，差不多是日本當地接近傍晚的時間。這個時段正好落在睡眠禁區，因為這時身體的生物節律還處於日本當地的時間，所以就會在跨海之後，無法入睡，經常醒過來。

另一方面，向西飛往倫敦時，當地的就寢時間大約是日本時間早上至中午的時段。這種狀況就跟在日本當地熬夜差不多。人的生理時鐘本來就很擅長晚睡晚起，所以比較容易適應時差，也就不容易出現工作效率下降的情況。

順道一提，在美國職業棒球大聯盟的世界大賽上，有人說紐約洋基之所以能夠戰勝洛杉磯道奇，就是因為「紐約洋基是向西飛行，洛杉磯道奇是向東飛行」，所以紐約洋基比較占優勢。

當你決定向東飛行時，只要從一星期前開始調整生理時鐘：例如，就算再想睡覺，還是要努力早起，在早晨照射十五分鐘以上的太陽光。晚上盡量避免照射光線，早點上床睡覺。

若很難在這個時間入睡，我建議服用中藥的抑肝散等劑量較低的安眠藥。這麼一

89 Sasaki M, Kurosaki Y, Mori A et al. Pattern of sleep-wakefulness before and aer transmeridian ight in commercial airline pilots. Avia Space Environ Med 1986; 57: B29-42.

來，之後到目的地時，就不會出現太嚴重的時差問題。

修復錯亂的生理時鐘

生理時鐘是從大約五億年前，經長時間進化所獲得的。生理時鐘掌管著生命活動的一切。二〇〇五年，人們發現生理時鐘錯亂會引起疾病，並在二〇一二年透過報告指出，修正生理時鐘也能治癒疾病[90、91]。

代謝症候群、高血壓、異常血脂症、糖尿病、憂鬱症、骨質疏鬆症，全都是因為生理時鐘的異常。導致癌症發病、癌細胞逐漸擴散的元凶，也是因為生理時鐘錯亂。而更令人驚訝的是，導致人出現快速老化的早衰現象、阿茲海默症等失智症，竟與生理時鐘息息相關。

只要修復生理時鐘，就能改善自律神經、荷爾蒙、免疫力的節律，與此同時，大部分的疾病都能治癒。

然而，實際狀況是，外在環境與科技正攪亂現代人的生理時鐘。現在我們所追求的是，該怎麼做才能修復生理時鐘的機制。

接下來將介紹，應該如何修復攸關工作與健康效率的生理時鐘。

●早上，在固定時間起床，沐浴在陽光下

最重要的是，早上在既定的時間起床，然後照射太陽光。

生物節律的相位會依照射光線的時間而有不同。艾許夫（Jurgen Aschoff）等人將這種現象命名為相位反應曲線（phase response curve，簡稱PRC）。

假設，**在傍晚至夜晚之間照射光線，晝夜節律的相位就會往後延遲一小時，與地球自轉的節律相差兩小時。**如果持續過著在夜晚照射光線的紊亂生活模式，生物節律就會產生錯亂，進而引起失眠。這也是造成學齡兒童蹺學的原因。此外，也較容易引發生活習慣病或骨質疏鬆症、癌症等。

因此，早上照到明亮陽光三十分鐘以上，比任何事情都重要。

●每週至少一次睡滿六個小時以上

商業人士之所以有生理時鐘錯亂的問題，多數原因都是睡眠時間不足。

90　大塚邦明、病気にならないための時間医学：生体時計の神秘を科学する、ミシマ社、東京、二〇〇七，pp. 261。

91　大塚邦明、体内時計の謎に迫る：体をまもる生体のリズム、技術評論社、東京、二〇一二，pp. 255。

若要提高效率，最好每天睡滿六小時。如果真的很難辦到，至少每週一次睡滿六小時以上。

每個人需要的睡眠時間各不相同。預先測量自己所需的睡眠時間，就能幫助自己調整作息。只要記錄每天睡眠的時間，並計算出十天的平均值，就可以求出你所需要的睡眠時間（參考第三章）。

每星期最少要有一次睡滿「你需要的睡眠時間」。然後，不論前一晚的就寢時間是幾點，都必須在相同時間起床。這是忙碌的人們提高效率的祕訣。

● **利用早餐調整身體節律**

早餐也能幫助調整生物節律。

早餐最重要的是，盡可能在固定的時間吃。準備美味的茶或咖啡、溫暖的主食和蔬菜較多的副菜。然後，好好的吃一頓早餐。

早餐的營養會刺激並調整末梢時鐘。同時校準中樞時鐘。前一天的晚餐到隔天早餐之間的長時間空腹，會暫時縮短生理時鐘的週期，可看到時鐘明顯向前推進。吃了早餐之後，時鐘則會變得遲緩，進一步調整時間。

如果早餐的品項像飯店早餐那樣多，時鐘的對時能力會更強。每天都要準備那麼豐盛的早餐，或許有點困難，但不管如何，都不能隨便吃或不吃早餐。

早餐也是調整荷爾蒙節律所不可欠缺的。

九州大學名譽教授川崎晃一博士，在高血壓與食鹽關係的研究報告中指出，假設一天攝取多達十二公克的大量食鹽，只要在晚餐時段攝取較多，血壓就會降低。因為導致血壓上升的腎素、血管收縮素、醛固酮等荷爾蒙，會在早上至中午時段升高，在傍晚時段變低。所以，在傍晚（醛固酮較少時段）攝取較多鹽分，血壓也不會上升，是相當合乎道理的。

善用HIF基因和缺氧狀態

二〇一九年諾貝爾生理學或醫學獎的主題，闡明了身體防止缺氧的機制。

HIF因子（缺氧誘導因子，hypoxia-inducible factors，簡稱HIFs）會在缺氧時出現，主要的作用就是在氧氣稀薄的環境中，製造出特有的幾種特殊機制，讓身體可以更有效率的存活。

HIF會在細胞核裡面轉移，巧妙的作用於生命活動的各種機制。互相交換資訊，努力改善狀況，讓生物能夠在不利的低氧環境中生存。

在低氧環境更強而有力地調整生物節律

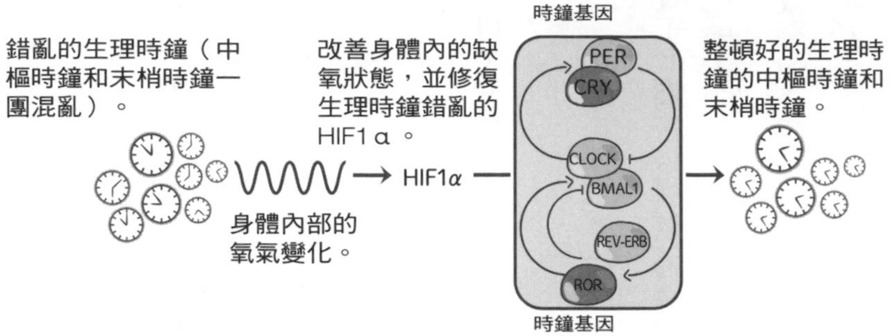
時鐘基因
錯亂的生理時鐘（中樞時鐘和末梢時鐘一團混亂）。
改善身體內的缺氧狀態，並修復生理時鐘錯亂的HIF1α。
整頓好的生理時鐘的中樞時鐘和末梢時鐘。
HIF1α
身體內部的氧氣變化。
PER
CRY
CLOCK
BMAL1
REV-ERB
ROR
時鐘基因

在高達4,000m的嚴酷低氧環境中，生理時鐘容易變得錯亂。缺氧誘導因子HIF具有調節生物節律，使生理時鐘變得活躍，同時調整因缺氧而陷入錯亂的生理時鐘的能力。HIF未來可望被應用於生理時鐘的修復與改善。

例如，誘導血管內皮生長因子（vascular endothelial growth factor，簡稱VEGF）會製造出新的血管，讓血液流到那裡，以增加血流量，盡可能的把更多的氧氣，傳送給因缺氧而深陷痛苦的細胞。

在高山等嚴酷的低氧環境中，HIF能調節生物節律，使因缺氧而陷入錯亂生理時鐘變得活躍。HIF未來可望被應用於修復與改善生理時鐘（見上方圖）。

此外，每個人適合的動脈血氧飽和度都不相同。向相關醫師諮詢是最重要的。

出國怕時差？禁食十六小時解決問題

我們再稍微思考一下時差問題。

以日本飛往洛杉磯為例，兩地時差十六小時。以飛行時間十小時來說，如果正中午從日本出發，抵達洛杉磯時是當地早上六點，相當於日本時間晚上十點。正常來說應該是晚上休息時間，可是，洛杉磯卻才剛天亮。這時，生理時鐘的時間和實際的生活時間就有了落差。這種現象稱為體外同步化失調（external desynchronisation）。

甚至，生理時鐘控制的體溫、血壓、荷爾蒙分泌、睡眠與喚醒之類的節律，也會產生不同步的情況。這種現象稱為體內同步化失調（internal desynchronization）。

搭飛機前往國外後，血壓的節律馬上就能適應國外的生活節律。脈搏節律也能較早適應。

可是，**體溫或排便的節律，則需要花上一至兩個星期適應國外的生活節律。**旅行之前，身體裡面原本同步一致的節律，到了新環境之後，全被打亂。結果，引起疲倦感、頭痛、噁心、腸胃障礙、睡眠障礙等症狀。這就是時差問題，因體外同步化失調和體內同步化失調所引起的身體不適。

其實，有個方法可以預防旅行時的時差問題。

根據哈佛大學塞普爾博士（Clifford Saper）等人的研究，建議「從旅行目的地的早餐時間開始倒算，持續禁食十六個小時」。

十六個小時不吃東西，胃時鐘的作用就會優先於中樞時鐘。

禁食十六小時或許有點辛苦，不過，仍然值得一試。然後，抵達旅行目的地之後，就依照該國家的當地時間用餐，在白天充分活動身體，夜晚在黑暗的房間裡睡覺，只要採取這一連串的行動模式，重置生理時鐘的效果就會更好。

順道一提，也有研究報告證實，生物節律原本就十分清楚，也就是過著早晚步調分明的健康生活的人，比較不會有時差問題。

有人說時差問題通常會在回國後的兩週內消失，但其實會有反彈現象，所以必須多加注意。

在休息和活動節律（起床和就寢的時間）所觀察到的二十四小時節律，會在海外旅行期間產生錯亂。這種節律異常，在回國一至兩週後，會有暫時消失。

但是，**原本應該消失的節律異常，會在回國後的第三個星期死灰復燃，並且比海外旅行期間更加嚴重**，這樣的情況不在少數。這種宛如時差問題後遺症的節律異常，會每隔兩個星期反覆復發、緩解，最後逐漸恢復成原本的健康狀態。由於時差的影響，可能長達四至八個星期，所以回國之後，還是要多加注意身體狀況。

做體操消除社會性時差

感覺有社會性時差時，就必須察覺自己的生理時鐘已經錯亂了，並想辦法調整。我有幾個祕訣能提高調整生理時鐘的效率。

早上確實的照射明亮的太陽光；起床時洗臉、梳頭髮、漱口、刷牙；吃早餐，調整胃時鐘；從中午開始，慢慢增加白天的活動量；到了晚上，就關掉電視和電腦；睡覺時，關閉房內的電燈，維持寧靜。這些方法都能調整生理時鐘。

特別值得推薦的健康法是體操和散步。

在早上做完體操後，散步三十分鐘是最好的方法。運動的效果當然不用說，每天早上在固定的時間起床，走出戶外晒太陽，久而久之，生理時鐘的作用就會變成習慣。同時也能接觸四季變化的大自然，讓自己產生好心情。

靠飲品調整節律

除了飲食之外，茶類、咖啡、香草也具有調整生物節律的作用。

飲品會作用於身體細胞內的核受體（nuclear receptor），調整生物節律[92]。

大部分的核受體都具有調節生理時鐘的作用，來自於植物的成分和營養素會產生作用，來調節生物節律。人體裡面有好幾種這樣的受體，即便營養素僅有微量成分，仍然可以和受體結合，進一步使效果大幅增加。

例如，薑黃的薑黃素、柑橘類所含的β－隱黃質、洋蔥等所含的槲皮素等成分，也能作用於核受體，改善膽固醇、正常維持血糖值，同時保護心臟、腦血管和細胞。綠黃色蔬菜、豌豆、大豆、香芹、生薑、辣椒、葡萄和百香果等，也能作用於細胞的核受體，使生理時鐘充滿活力，並調整時鐘。

九十分鐘節律，讓你適應環境

若要維持生活節律，必須有效運用身體內的各種生理時鐘。

我們的身體裡面有各種的節律。其中一種是「超晝夜節律」（ultradian rhythm），約五分鐘、九十分鐘、八小時、十二小時等節律，週期比晝夜節律（二十四小時）短。還有「長日節律」（Infradian rhythm），約三．五天、七天、三十天、〇．四年、一．三年等，週期比晝夜節律更長。

在現代，難免無法避免晝夜節律錯亂，所以要注意晝夜以外的節律，透過節奏更鮮明的活動與休息，減少生理時鐘錯亂。

如果希望工作更有效率，我建議依照每九十分鐘休息一下。否則，就算你想繼續工作，集中力也無法持續下去，於是工作容易出錯，且也會讓自律神經錯亂、損害健康。身體把晝夜節律分成十六個單位，就是九十分鐘。在一整天當中，我們依照這個節律重覆休息與活動。

如果下列七個項目中，你有某個項目不符合，就表示有九十分時鐘的節律障礙。這時候，就利用第二至五章介紹的方法進行修復。

1. 工作一段時間後，感覺集中力欠佳，才發現已經過了九十分鐘。
2. 有點嘴饞，想要吃些點心或喝茶。
3. 差不多每隔九十分鐘靈感浮現。
4. 聚精會神的處理公司的機密工作，作業效率的絕佳狀態差不多持續九十分鐘。

92 大塚邦明、四十代以上の女性がやってはいけないこと：体内時計を味方につけて健康になる、春秋社、東京、二〇一九，pp.228。

5. 出差研修。能專心聽講的時間大約是九十分鐘。
6. 能將個人知識充分應用在指導新員工或年輕員工，也差不多是九十分鐘。
7. 晚上睡覺後，中途為了上廁所而醒來，那個時間差不多是就寢後的三小時或四．五小時。

九十分鐘是適應環境且持續維持生命所不可欠缺的節律。

九十分鐘與時鐘基因 Cry 有關。人類會運用九十分鐘和時鐘基因 Cry，讓自己逐漸適應新的環境。

對生命活動來說，九十分鐘是非常重要的生理時鐘。把九十分鐘節律當成生活行程安排的基本單位，好好的加以利用。

醒後一小時，讓三種生理時鐘同步運轉

在起床的同時，皮質醇會上升，二十四小時節律會開始運作。在起床的這個時段裡，指揮睡眠的九十分鐘節律，會切換成提高身體和腦部活動用的九十分鐘節律。同時，八小時節律也會開始運作。

也就是說，**起床後的一小時，是九十分鐘、八小時、二十四小時等，三種生理時鐘同步運作**，也是檢查當天健康度的重要時段。首先，透過下頁檢查表，檢查一下荷爾蒙力的健康度。如果發現哪個項目有問題，請透過第二至五章的方法來修復。

我們曾使用活動量監測儀，調查輪班值勤對血壓的變動節律所造成的影響。之前曾分別連續記錄一般勤務（日班）和夜班的護理師血壓，並針對其數據進行分析。一般勤務的護理師資料中，血壓變動篩出二十四小時、十二小時、八小時的節律。另一方面，夜班護理師的二十四小時節律，被延長成二十七小時，而十二小時和八小時的節律則變得曖昧不明。然後，全新出現了三．五天的節律。

就類似現象來說，反覆過勞的上班族活動週期中，也可以看到三．五天的節律。如果監控那些經常加班或是連假日都上班的人，就會發現三．五天的週期內有活動量的增減。這就代表，那已經是身體可以承受的最大限度。

不論再怎麼努力，人能維持最高活動量的時間有限，一旦超過高峰，活動量就會下降。那個最高與最低的週期就是三．五天。

從事輪班工作的人，最重要的關鍵就是整頓三．五天的生活節律。

例如，**每隔三．五天排定一次休假也是一種方法。如果星期日是休假日，那麼，下次的休假就應該排定在星期三或星期四。**這個時候，就可以好好休息，並透過生活方式

表 4　診斷荷爾蒙力的九項檢查

自覺症狀	荷爾蒙的異常
1. 沒辦法規律起床。 2. 早餐不規律。 3. 早上沒有吃大量蔬菜。 4. 早上沒辦法做輕運動。 5. 感受不到幸福。 6. 最近沒有做運動。 7. 感覺心情低落、不安。 8. 缺乏性慾。 9. 被醫師指出內臟肥胖問題。	1. 喚醒荷爾蒙（皮質類固醇）的生物節律失調。 2. 睡眠荷爾蒙（褪黑素）失調。 3. 潛伏性糖尿病的胰島素作用下降。 4. 活力荷爾蒙（兒茶酚胺）下降。 5. 愛情荷爾蒙（催產素）下降。 6. 情感荷爾蒙（食慾素）不足。 7. 幸福荷爾蒙（血清素）不足。 8. 性荷爾蒙不足。 9. 內臟荷爾蒙的作用下降。

來重置生理時鐘。

另外，工作期間要注意五分時鐘和九十分時鐘。在每隔五分鐘、每隔九十分的時候，轉換一下心情或是短暫休息，這樣就不會太過勉強身體，也能提升工作效率。

我和明尼蘇達大學的哈伯格教授（Franz Halberg）曾將七天的節律，命名為「七日規律」（circaseptan）。但我認為，相較以七日為週期，三．五天週期才應該是原本既有的節律。

其實，有許多的報告都指出，各種身體活動都可以看到三・五天或七天的節律。例如，在母親的胎內，胎兒的生物節律是遠遠超出二十四小時的七日規律。剛出生的新生兒的血壓，也可以看到明顯七日規律。成年人也一樣，雖然沒有那麼清晰，但居家血壓的變動性，仍可看到以七天或三・五天為主的週期[93]。

上夜班，要利用週末重置生理時鐘

輪班或是夜班所造成的生物節律錯亂，比出國所造成的時差問題更為嚴重。

例如，醫師、護理師、機師、空姐、警務人員、警察、消防員、司機等職業，因須輪班或值夜班，常有罹患癌症或生活習慣病的問題，其主因就在於生物節律錯亂。

產業醫科大學的久保達彥博士對一萬四千名男性勞工進行調查，結果發現，**日夜輪班的勞工罹患前列腺癌的比例，比從事一般勤務的人高出三倍**。現在，生理時鐘錯亂導致癌症發病的理由，也已經獲得證實。

有報告指出，比起輪班制度，只有值夜班的人，較少出現生理時鐘錯亂的情況，癌症發病的比例也較少。儘管如此，若生活型態是經常在夜間工作，很難確保時間與家人

93　大塚邦明、体内時計の謎に迫る：体をまもる生体のリズム、技術評論社、東京、二〇一二，pp. 25。

或朋友交流情感，在社交品質可能產生問題。

而輪班制的工作也會對心臟造成負面影響。因為血壓和脈搏數的晝夜節律錯亂，容易引起心臟衰竭或心律不整。患有心臟相關疾病的人，並不適合輪班制的工作。

可是，在二十四小時持續活動的現代社會中，輪班制度是必要的，因此，必須盡早做出應變對策。企業在安排輪班工作時，務必評估生物節律方面的影響。

同時，也必須把亮度超過二五〇〇勒克斯的特殊照明導入辦公室，嘗試調查照射亮光的時段與健康之間的關係。

基因不會影響你的全部，環境跟飲食才是關鍵

時鐘基因若發生異常，生活節律就容易錯亂，加快老化速度。時鐘基因異常者罹患疾病的機率，是時鐘基因正常者的二至三倍，且壽命更短。

如果時鐘基因發生異常，我們可以透過生活治療加以改善。

在我還是醫學院學生時，教科書告訴我們，基因是生命的設計圖，終其一生都不會改變。聰明或者是愚蠢，完全取決於基因，從出生的那一刻便決定好了。這是我過去所認定的。

之後，研究者瘋狂的研究基因，從一九八五年開始推動人類基因體計畫（human genome project，簡稱HGP）、基因研究（genomics）。然後，終於在二〇〇三年解開人類的基因之謎。

因為藏於疾病背後的基因全被解讀出來，所以當時的醫師們都滿懷期待的認為，這些研究肯定能讓醫療大幅躍進。

但是，這個結果卻對醫療沒有任何幫助。

現在已經證實，即便基因出現多種型態或變異，也未必會罹患疾病。因為負責掌控生命活動的，並不是基因。

基因製造出的蛋白質才是真正的主宰者。就算蛋白質是由不適合的基因所製造，**只要透過飲食、運動、睡眠全面健全的生活治療，讓垃圾DNA產生作用，將它改變成適當的蛋白質就沒問題了。**

生活治療對於疾病的預防和效率提升，究竟多麼有效呢？

雖然這個領域的研究還在進行，不過，就算繼承了不適合的時鐘基因，只要改變生活方式就能調整生理時鐘，應能得到令人驚訝的成果。

調整時鐘基因的三大基本，是靠運動提高自律神經的作用、透過睡眠提升荷爾蒙功能、利用飲食調整腸道作用，使排便更加順暢，同時強化免疫力。

在我小學、中學時，學校曾經教過孟德爾（Gregor Mendel）發現的碗豆基因法則。根據孟德爾的法則，老師說：「你的基因，是由雙親的基因所混合製造而成，直到老死都不會改變。」、「人受基因束縛，根本沒有半點選擇的餘地。」

可是，這完全是錯誤的。

我們的人生並非取決於基因。

吃了什麼、睡得如何、怎麼處理工作？是否產生成就感、如何處理囤積的壓力……根據生活型態的不同，就能擺脫基因的束縛，徹底改變。

所有繼承自父母的一切基因，都有可能產生基因上的改變。現在，人們已經接納「可變動遺傳」（flexible inheritance）這樣的概念。

二〇〇〇年，當時的美國總統比爾．柯林頓（Bill Clinton）發起人類基因體計畫，基因體時代的序幕就此展開。研究結果發現，在約三十億個人的基因體當中，基因數僅有兩萬兩千個[94]。在僅有一千個細胞的線蟲體內，甚至有一萬九千個基因數，相較之下，人類的基因數遠遠低過預期。

在全基因體當中，基因僅占二％，剩下的九八％全都是垃圾ＤＮＡ。

負責人類生命活動的蛋白質將近有十萬個。基因是具有功能性的ＤＮＡ，擁有指定蛋白質，然後進行合成的資訊。

僅僅兩萬兩千個基因，該如何製造出十萬個蛋白質呢？其實，解開這個謎題的鑰匙，就在無法合成蛋白質的垃圾 DNA 身上。

工作上所獲得的充實感與成就感、工作壓力、吃什麼食物、睡得好不好、和戀人共度的時光或購物等日常生活，全都會作用於垃圾 DNA。接收到那些資訊的垃圾 DNA 會持續不斷的改變基因的作用。只要改變生活的型態，人確實能夠徹底的改變基因。

同卵雙胞胎明明有著完全相同的基因，但只要在不同的生活環境下成長，就會出現不同的外觀與姿態。甚至就連五官都會改變、罹患不同的疾病。

提高效率也一樣，**最重要的是如何度過每一天，以及調整生活環境，而不是單純的仰賴繼承自雙親的基因。**

基因檢測的精準度仍遠遠不夠

基因檢測（fenetic test）問世之後，人們可以透過檢測，了解自己的體質或預測疾

94 小林武彥、DNAの九八%は謎：生命の鍵を握る「非コードDNA」とは何か・ブルーバックスB-2034、講談社、二〇一九，第五刷、東京、pp206。

病風險等資訊。這或許是維持健康所不可缺少的手段。

那麼，做基因檢測真的會比較好嗎？

其實並不盡然，因為基因檢測仍存在著重大的缺陷。請謹記下列三點。

第一，必須具備必要知識，才能更準確的理解基因檢測的結果。

我們的體質源自於DNA變異（基因變異，genetic variants）。那些變異大多源自於：核酸序列有細微變化的單核苷酸多態性（single nucleotide polymorphism，簡稱SNP）。同樣都是日本人，卻仍有體型、體質或膚色等個人差異，便是因為單核苷酸多態性。

目前被發現的單核苷酸多態性已經多達數百萬個。基因檢測便是利用單核苷酸多態性進行分析。目前已經發現造成高血壓、肥胖、膽固醇或中性脂肪異常等疾病原因，是單核苷酸多態性。同時也找到十個以上，造成糖尿病的單核苷酸多態性。

就算檢測結果發現造成疾病原因是單核苷酸多態性，也未必代表馬上會罹患疾病。因為任何人的檢測結果，都可找到大量的單核苷酸多態性，其數量並非只有一、兩個，因此，最重要的是單核苷酸多態性對彼此的影響。目前這個部分還有許多待解之謎。

因此，千萬不要被基因檢測的結果愚弄。畢竟還有許多知識需要被實證、被研究。有九五%的單核苷酸多態性都不是存在於基因，而是在垃圾DNA裡。決定體弱多病等體質的是垃圾ＤＮＡ。只要調整生理時鐘，在更好的睡眠、飲食與運動上多花點心思，體弱的體質也會變好。

第二，是保險公司的對應問題[95]。

基因突變的人接受基因檢測時，保險公司可以拒絕受理投保，或是要求高額的保險費。這個損失會影響到你的家人，甚至後代。此外，隨著基因檢測成本的降低與方法的簡化，很難說基因體不會遭到駭客竊取。

第三，是關於ＤＮＡ分析精準度的課題。

自從次世代定序技術（next generation sequencer，簡稱ＮＧＳ）問世後，只需要一星期左右，就可以檢測出人類基因體的定序（特定ＤＮＡ片段的鹼基序列）。十五年前推行人類基因體計畫時，基因檢測需要耗費十年以上，相較之下，現在的檢測時間已經縮短成五百分之一，費用也只需要十萬日幣左右。

可是，目前還有個重大課題尚未解決。**雖說人類基因體計畫已經結束，但是，分析檢測只完成了二%**，這個檢測裝置並不能精準解讀，創造出人類體質，讓人類順應全新

95 シャロン・モアレム著中里京子訳、遺伝子は変えられる：あなたの人生を根幹から変えるエピジェネティックスの真実、ダイヤモンド社、東京、二〇一八，第二刷，pp.340。

環境的垃圾DNA。

正因為垃圾DAN隱藏著維持健康的祕訣，所以投入大筆金錢接受基因檢測，以目前的時機來看，算是言之過早。

基因並非固定，會持續改變

基因表現是可變性的。

如果把我們的基因比喻成鋼琴奏鳴曲的樂譜。鋼琴家演奏時，節奏、強弱、音調、音色、音量上都有各式各樣的變化。彈奏的力道輕柔也好，強力也罷，又或者彈奏的速度慢或快，演奏出的樂曲都會隨著鋼琴家的意志，變化成截然不同的樂曲。若是改變樂器，即便是相同的樂曲，也會產生不同的音調。

同理，基因也可以像這樣改變。

例如，不每天為工作奔波，稍微給自己一些喘息空間。首先，伸展四肢，然後深呼吸，慢慢吸氣，然後慢慢吐氣。光是這麼做，就能讓疲累的腦部和身體進入休息模式。

在伸展的瞬間，手臂肌肉、呼吸肌肉和腦部基因會做出應答，然後調整。伸展和深呼吸時，會誘導出令人安心的記憶，以及對未來的預測，讓腦神經動作，改變基因。

我們的基因會呼應所有的生活行動和生活環境，經常性的持續變化。所以，靠調整飲食、運動、休息、泡澡、睡眠等節律，或是戒菸、不過量飲酒、不濫用藥物、少做X光檢查，以及釋放每天的壓力等，就能讓基因更健康。

改變基因的養生食物：蜂王乳和菠菜

女王蜂有著纖長的腿，身材十分苗條，且長壽。工蜂使用一次螯刺就會死亡，女王蜂卻可以重複使用好幾次；工蜂的壽命僅有數週，女王蜂卻可以活上好幾年。

看到這裡，任何人都會這麼認為：「因為女王蜂和工蜂的基因不同。」

事實上，**女王蜂和工蜂的基因完全相同**[96、97]。那麼，為什麼兩者會出現如此極端的差異呢？

因為女王蜂的幼蟲吃得比工蜂的幼蟲好。只要吃下大量由年輕工蜂製造的蜂王乳（royal jelly），就能培育出在競爭中勝出、優雅且長壽的女王蜂。

96 Kamakura M Royalactin induces queen differentiation in honeybees. Nature 2011; 473: 478.
97 Chittka A, Chittka L. Epigenetics of royalty. PLOS Biology 2010; 8: e1000532.

蜂王乳含有大量胺基酸，且蜂王乳的ＤＮＡ甲基轉移酵素（DNA methyltransferase，簡稱ＤＮＭＴ）會抑制成為工蜂的基因，於是就會培育出女王蜂[98]。基於遺傳學作用（genetics）的意義，蜂王乳擁有的力量被稱為表觀（被修飾）遺傳學的機制。

在我們的生活中，食物的作用就跟蜂王乳一樣。

例如，菠菜具有與蜂王乳相同的魔法力量。菠菜所含的甜菜鹼（betaine），可透過表觀遺傳學的機制，抑制肉類料理所含的致癌物質。有研究報告指出，多吃菠菜能使大腸癌的發病率減半[99]。

當然，不光菠菜，綠黃色蔬菜、魚貝類、海藻等食物纖維等豐富的飲食，全都具備表觀遺傳學的機制。

另一方面，表觀遺傳學的變化也可能往損害健康。像是香菸、飲料、過度的運動、用於檢查的Ｘ光、工作或家庭上的壓力，又或者是藥物濫用等，都會使基因的作用或表現量產生變化，進而造成疾病。

生理時鐘裡面也有許多單核苷酸多態性。晨型人和夜型人、容易產生時差問題的人和不會有時差問題的人、容易失眠的人和睡得很好的人……這些差異全都源自於生理時鐘的變異（單核苷酸多態性）。

所以，我們可以透過表觀遺傳學的機制，適當的改編基因和生理時鐘的作用，以打造健康的身體。打造出的健康身體，會重新塑造的基因，傳承給你的孩子，甚至是世世代代的子孫[100、101]。

98 Lyko F et al. e honeybee epigenetics: dierential methylation of brain DNA in queens and workers. PLOS Biology 2010; 8: e1000506.

99 Parastramka M et al. MicroRNA proling of carcinogen-induced rat colon tumors and the inuence of dietary spinach. Molecular Nutrition Food Research 2012; 56: 1259-1269.

100 Franklin T et al. Epigenetic transmission of the impact of early stress across generations. Biological Psychiatry 2010; 68: 408.

101 シャロン・モアレム（中里京子訳）、ダイヤモンド社、東京、二〇一八（第二刷），pp.340。

後記

時間醫學療法，日本人長壽又健康的祕訣

最近的十幾年期間，健康相關的科學以驚人的速度快速發展，人們開始提倡全新觀點的生活治療。隨著科技的進步，我們已經可以看見過去所看不到的宏觀（宇宙規模）和微觀（基本粒子規模）世界，並且將這項技術應用於醫療，因此，健康醫學在最近幾年間，產生了巨大的變化。

在幕後操控著生理時鐘的三個關鍵字，正是健康醫學進步的代表。

第一，神經膠細胞[102]。

愛因斯坦的大腦議題，使星形膠質細胞開始受到矚目，並闡明了為什麼人類必須花

102 R・ダグラス・フィールズ著、小松佳代子訳・もうひとつの脳 ニューロンを支配する陰の主役「グリア細胞」、講談社、東京、ブルーバックス、二〇一八。

上三分之一天睡覺的睡眠必然性。

第二，垃圾DNA（非編碼RNA部分亦包含在內）[103]。

美國總統比爾．柯林頓主導的人類基因體計畫（二〇〇〇年至二〇〇三年）證實，被認為能決定人類一生的基因DNA，在包含基因資訊在內的基因體裡，僅占二%。剩餘的九八%全是垃圾DNA。最近，垃圾DNA開始變成矚目焦點。因為維持健康並治療疾病的資訊，全收納在垃圾DNA裡面，而非基因。

第三，是預設模式網路[104]。

可以透過fMRI持續看到腦部的作用轉變之後，人們有了驚人的發現。在我們什麼事都沒做，悠閒發呆時，腦部的活動範圍反而更加遼闊。有了這個驚人發現後，生理時鐘和腦部功能性網路之間的關係才得以闡明。

本書透過這三個關鍵字探討了何謂生理時鐘，同時也介紹了改善生理時鐘，有助於提高效率的生活方式。

生理時鐘是維持健康、預防疾病的根基，是改善健康所不可欠缺的。

我衷心希望讀者能將時間醫學的智慧運用於職場，提升直覺與邏輯，進而提高個人的效率。

另一方面，越來越多人的生活模式不利於生理時鐘。可是，當你的生活型態和社會活動合為一體，實在很難找回規律的生活節律。如果要讓社會活動和生活型態共存，只能想辦法從中摸索方法出找回生物節律。

我們的身體裡面，除了晝夜節律之外，還有五分鐘、九十分鐘、八小時、十二小時，以及三．五天、七天等，多種不同週期的生理時鐘。只要善加運用這些節律，應該就能找出維持健康、預防疾病、提高效率的方法。

首先，先把焦點放在三．五天和七天的節律上。根據生理時鐘醫學（crcadian medicine），以這兩種節律為目標最有效果。第六章也曾介紹過一部分。

二〇〇一年開始，我和哈伯格教授前往北海道浦臼町推動的時間醫學健診，至今已過了二十年。幫鎮民測量血壓、動脈硬度程度、情緒或健忘程度、走路的速度或身體柔軟度等的同時，我們會詢問鎮民的健康情況。然後，尋求符合浦臼町的醫療方式，為改善健康做出各種嘗試。

---

103 小林武彦、DNAの98%は謎 生命の鍵を握る「非コードDNA」とは何か、講談社、東京、ブルーバックス、二〇一九。

104 Otsuka K, Cornelissen G, Kubo Y, Shibata K, Hayashi M, Mizuno K, Ohshima H, Furukawa S, Mukai C. Circadian challenge of astronauts' unconscious mind adapting to microgravity in space, estimated by heart rate variability. Sci Rep 2018; 8: 10381. doi: 10.1038/s41598-018-28740-z.

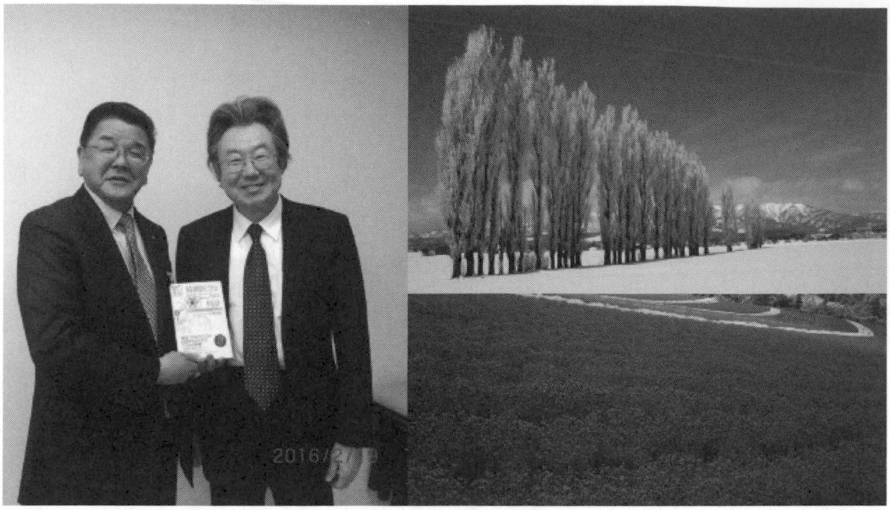

右上：北海道浦臼町的冬天。染上白雪的成排楊樹。右下：浦臼町的夏天。薰衣草田。（秋保義幸先生拍攝）
左：提出計畫（透過生理時鐘的觀點，早期發現輕度認知障礙，並預防失智症）的齋藤純雄鎮長（左）和作者。

哈伯格教授來過浦臼町兩次，並根據晝夜節律和七日規律的觀點，針對早期發現疾病與疾病預防對策，提出各種建議和指示。從二〇一五年開始，我們根據過去十五年期間的健康診斷成果，在浦臼町齋藤純雄鎮長的主導之下，展開了早期發現輕度認知障礙（MCI），並預防失智症的全新企劃。

現在，生理時鐘和失智症的相關實證，成了全球健康科學的熱議話題。在鎮長的支持下，我們終於做出成果[105]。藉此機會，再次感謝他。

最後，我要感謝FOREST

出版的森上功太總編輯。

在我忙著診療患者時，突然收到一封熱情邀約，內容寫著「希望能從時間醫學的觀點，寫一本讓商業人士提高效率的習慣術」。當時，我的時間醫學研究，正好處於從時間醫學轉往生理時鐘醫學、七日規律醫學的轉折時期，因此，便在第二次回信的時候，接受了總編輯的提議。

這段期間我吸收到許多時間醫學的最新發展。衷心期盼，本書能為讀者帶來豐碩的成果。

105 大塚邦明&他、軽度認知症を早期発見するための ToCA-MCI、Ther Res 二〇一七；38: 579-621。

國家圖書館出版品預行編目（CIP）資料

時間醫學調理法：免吃補就有精氣神，遠離三高、憂鬱、糖尿病／大塚邦明著；羅淑慧譯 . -- 初版 . -- 臺北市：大是文化有限公司，2021.07
240 面；17×23 公分 . --（EASY；103）
譯自：最高のパフォーマンスを引き出す習慣術
ISBN 978-986-0742-30-5（平裝）

1. 生理調節 2. 健康法

411.1 110008247

EASY 103

時間醫學調理法

免吃補就有精氣神，遠離三高、憂鬱、糖尿病

作　　者／大塚邦明
譯　　者／羅淑慧
責任編輯／陳竑悳
校對編輯／黃凱琪
美術編輯／林彥君
副總編輯／顏惠君
總 編 輯／吳依瑋
發 行 人／徐仲秋
會　　計／許鳳雪
版權專員／劉宗德
版權經理／郝麗珍
行銷企劃／徐千晴、周以婷
業務專員／馬絮盈、留婉茹
業務經理／林裕安
總 經 理／陳絜吾

出 版 者／大是文化有限公司
臺北市衡陽路 7 號 8 樓
編輯部電話：（02）23757911
購書相關資訊請洽：（02）23757911 分機 122
24 小時讀者服務傳真：（02）23756999
讀者服務 E-mail: haom@ms28.hinet.net
郵政劃撥帳號／ 19983366 戶名／大是文化有限公司

香港發行／豐達出版發行有限公司
Rich Publishing & Distribution Ltd
香港柴灣永泰道 70 號柴灣工業城第 2 期 1805 室
Unit 1805, Ph.2, Chai Wan Ind City, 70 Wing Tai Rd, Chai Wan, Hong Kong
Tel：21726513　Fax：21724355
E-mail：cary@subseasy.com.hk
法律顧問／永然聯合法律事務所

封面設計／林雯瑛
內頁排版／邱介惠
印　　刷／鴻霖印刷傳媒股份有限公司
出版日期／2021年7月初版
定　　價／新臺幣 360 元（缺頁或裝訂錯誤的書，請寄回更換）
ISBN　978-986-0742-30-5
電子書 ISBN ／ 9789860742367（PDF）
9789860742374（EPUB）

　　Printed in Taiwan